Svenja Flaßpöhler
Mein Wille geschehe

Svenja Flaßpöhler

Mein Wille geschehe

Sterben in Zeiten der Freitodhilfe

wjs

1. Auflage

© 2007 wjs verlag, Wolf Jobst Siedler jr., Berlin

Schutzumschlag: Dorén & Köster, Berlin
Satz: Utz Zimmermann, Potsdam
Druck und Bindung: CPI Moravia Books, Korneuburg
Printed in Czech Republic

ISBN 9-783-937989-27-3

www.wjs-verlag.de

Für Elisabeth Werner,
meine Urgroßmutter

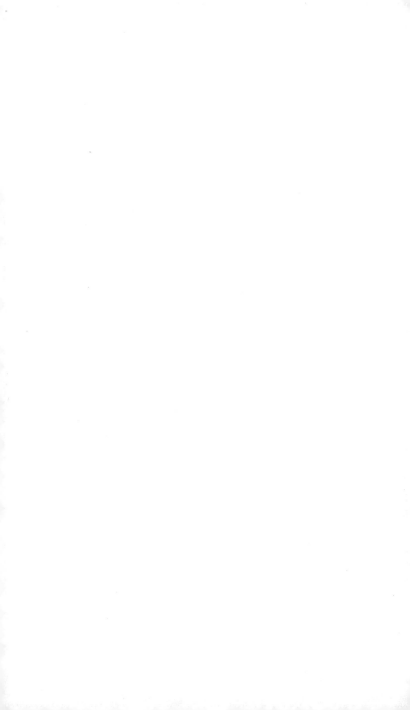

Inhalt

Vorwort
»Mein Tod gehört mir«
Der Wunsch nach Selbstbestimmung

Noch einmal die Frage, ob er sich wirklich sicher sei. Ja. Ob er dann bitte auf dem Bett nebenan Platz nehmen könne. Wortlos geht er in den anderen Raum und setzt sich auf die Bettkante: Ein alter Mann mit Hosenträgern, der sich, kaum dass man ihm den Becher reicht, das tödliche Medikament entschlossen in die Kehle kippt. Er hat seinen Willen bekommen: Gleich wird er einschlafen, und in einer knappen halben Stunde werden sein Atem und sein Herz ihren Dienst versagen.

Paul Zögli ist einer von Hunderten, die sich jedes Jahr in der Schweiz bei ihrem Suizid helfen lassen. Häufig sind es tödliche Krankheiten, die zu diesem Entschluss führen. Manchmal aber ist auch einfach eine bleierne, lähmende, nicht mehr auszuhaltende Lebensmüdigkeit der Grund, warum sich Menschen an eine Freitodhilfeorganisation wie *Dignitas* oder *Exit* wenden. Dort wird ihnen, wenn die notwendigen Bedingungen erfüllt sind, von ehrenamtlichen Freitodbegleitern das Medikament Natrium-Pentobarbital bereitgestellt, ein weißes, in Wasser aufgelöstes Pulver, das einen garantierten, schnellen und schmerzfreien Tod herbeiführt.

Menschen, die sich zum Tod entschlossen haben, bringen sich in aller Regel allein, heimlich und unter dem Risiko des Misslingens um. Durch die Institutionalisierung des Suizids verwandelt er sich ins genaue Gegenteil, nämlich in einen kalkulierbaren und gesellschaftlich weitgehend akzeptierten Akt – zu einem Akt, der von den anderen nicht prinzipiell *verhindert*, sondern unter bestimmten Bedingungen gerade *unterstützt* wird. In der Schweiz ist eine solche Praxis qua Gesetz erlaubt. So besagt Artikel 115 des Strafgesetzbuches, dass eine Suizidbeihilfe zulässig ist, wenn keine selbstsüchtigen Motive vorliegen. Die Freitodorganisationen achten in ihren Statuten darauf, dass ihnen ein solches Motiv nicht unterstellt werden kann, und müssen nachweisen, dass die erhobenen Mitgliedsbeiträge lediglich zur Unkostendeckung verwendet werden. Demzufolge sind sie keine zwielichtigen Einrichtungen, die sich am Rande der Legalität bewegen, sondern ein gesetzlich verankerter, kaum mehr wegzudenkender Bestandteil einer Gesellschaft, die dem Recht auf einen selbstbestimmten Tod einen hohen, unverbrüchlichen Stellenwert beimisst. So zählt die 1982 gegründete Organisation *Exit* 50 000 Mitglieder, von denen sich jährlich etwa 150 in ihren Freitod begleiten lassen.

Die wesentlich jüngere Schwesterorganisation *Dignitas* erhielt bislang immerhin fast 5000 Beitrittserklärungen, und viele davon stammen aus dem Ausland. Anders als *Exit* begleitet die 1998 durch Ludwig A. Minelli ins Leben gerufene Organisation auch Nichtschweizer in ihren Freitod – ein Angebot, dem Minelli im Spätsommer des Jahres 2005 Nachdruck verlieh, indem er eine Dependance im niedersächsischen Hannover eröffnete.

Mit diesem Vorstoß hat der Rechtsanwalt und ehemalige *Spiegel*-Korrespondent zielsicher den Nerv der Deutschen getroffen – und das in einem doppelten Sinne. Einerseits stammt ein Drittel der *Dignitas*-Mitglieder aus der Bundesrepublik, was ein eindeutiges Zeichen für die immense Nachfrage ist, die hierzulande nach Suizidbeihilfe herrscht. Auf der anderen Seite sind wir Deutschen durch unsere nationalsozialistische Vergangenheit nach wie vor herausgefordert, einer gesellschaftlichen Unterstützung des Sterbens mit äußerster Vorsicht zu begegnen. Vor diesem Hintergrund wird häufig darauf verwiesen, dass eine solche Unterstützung, wenn sie missbraucht werde, über kurz oder lang zu einer Vernichtung »unwerten Lebens« führe, wie sie von den Nationalsozialisten praktiziert wurde.

Die gesamte Debatte krankt nun aber insbesondere dann an einer fatalen begrifflichen Unschärfe, wenn im Eifer des Gefechts die sogenannte »Euthanasie« (griech. »schöner Tod«) ins Feld geführt und zwischen den verschiedenen Formen der Sterbehilfe nicht immer sauber differenziert wird. So unterscheidet sich Freitodhilfe ganz wesentlich von aktiver Sterbehilfe, wie sie in den Niederlanden und Belgien erlaubt ist. Unter aktiver Sterbehilfe versteht man eine Tötung auf Verlangen, das heißt die Tötung eines anderen Menschen aufgrund seines geäußerten oder mutmaßlichen Willens. Diese Praxis birgt insofern die Gefahr des Missbrauchs, als ein solcher Wille nicht immer zweifelsfrei vorliegt. Aktive Sterbehilfe ist in Deutschland durch den Paragraphen 216 genauso verboten wie in der Schweiz durch den entsprechenden Artikel 114.[1]

Um eine Beihilfe zur Selbsttötung dagegen handelt es sich dann, wenn der Sterbewillige *selbst* die entscheidende,

---

[1] Es ist allerdings höchst umstritten, ob die niederländische und belgische Sterbehilfepraxis tatsächlich, wie unter anderem von Klaus Dörner und Robert Spaemann behauptet wird, zu einer Reetablierung rassenhygienischen Denkens führt. Vgl. dazu Ach, Johann S.; Andreas Graidt: Wehret den Anfängen? Zum Argument der »schiefen Ebene«. In: Frewer, Andreas, Clemens Eickhoff (Hrsg.): »Euthanasie« und die aktuelle Sterbehilfe-Debatte. Die historischen Hintergründe medizinischer Ethik. Frankfurt/New York 2000. S. 424-447.

zum Tode führende Handlung vornimmt und die Beihilfe sich auf die Ermöglichung oder Erleichterung dieser Handlung beschränkt. Für eine solche Beihilfe gibt es im deutschen Strafgesetzbuch keine ausdrückliche Regelung, und infolgedessen ist sie grundsätzlich nicht verboten. Aufgrund des Paragraphen zur Unterlassenen Hilfeleistung (§ 323c) wären wir jedoch dazu verpflichtet, dem Sterbenden sofort zu Hilfe zu eilen. Während die Schweizer Freitodhelfer also neben dem Sterbenden verweilen und dessen Tod abwarten dürfen, müsste man in Deutschland unmittelbar nach der Medikamenteneinnahme Rettungsmaßnahmen ergreifen. Aus diesem Grund ist eine institutionelle Freitodhilfe hierzulande aus gesetzlicher Perspektive streng genommen nicht möglich.

Allerdings gab es einige Fälle, in denen deutsche Ärzte Suizidbeihilfe leisteten und dennoch nicht strafgerichtlich verurteilt wurden. Der Krebsarzt Julius Hackethal zum Beispiel war in den achtziger Jahren angeklagt, weil er seiner Patientin Hermine Eckert tödliches Kaliumcyanid besorgt hatte. Frau Eckerts Krankheit war überaus schmerzhaft. Darüber hinaus war sie durch den Krebs im Gesicht erheblich entstellt und traute sich kaum noch unter Menschen. Sie wollte sterben. Die Äußerung ihres Todeswunsches zeichnete Hackethal auf Video auf; das tödliche Medikament nahm Frau Eckert ein, als ihr Arzt sich in einem anderen Raum befand. In seinem Urteil bekundete das Münchner Oberlandesgericht, dass Hackethal lediglich straflose Suizidbeihilfe geleistet habe, sich aber keinesfalls, wie von der Staatsanwaltschaft behauptet, einer Tötung auf Verlangen schuldig gemacht habe. Darüber hinaus sei der Arzt nicht verpflichtet gewesen, seiner bewusstlosen Patientin zu helfen, da er ihr ein schnell wirkendes Mittel zur Verfügung gestellt hatte und deshalb davon ausgehen durfte, dass sie nicht mehr zu retten sei.[2]

Im Sommer 2006, also ungefähr zwanzig Jahre nach dem spektakulären Hackethal-Fall und noch nicht einmal ein Jahr nach Eröffnung der *Dignitas*-Filiale in Hannover, sprach sich der Nationale Ethikrat dafür aus, dass Angehörige und Ärzte auch in Deutschland nicht strafrechtlich verfolgt werden dürfen, wenn sie bei Selbsttötungsversuchen schwerkranker Menschen, die diesen Versuch »aufgrund eines ernsthaft bedachten Entschlusses« unternommen haben, eine mögliche Rettung unterlassen.[3]

Das gesellschaftliche Klima scheint demnach, bei aller historisch bedingten Skepsis, für eine institutionalisierte Freitodhilfe durchaus nicht ungünstig zu sein. Zwar begegnet man ihr im Bundestag nach wie vor mit Ablehnung – doch in der Bevölkerung und in den Medien regt sich seit geraumer Zeit zunehmend Unmut gegen diese Haltung. *In Würde sterben*, so titelte der *Stern* im November 2006 und ließ »zwölf schwer kranke Menschen erzählen, weshalb sie dafür ins Ausland fahren müssen«[4]. Als das Magazin an den Kiosken auslag, waren einige der auf dem Titelblatt abgebildeten Personen in der Schweiz bereits gestorben. Dem bloßen Reden und abstrakten Philosophieren über das Thema Freitodhilfe wird auf diese Weise überaus wirksam die Faktizität des Todes gegenübergestellt – eine Faktizität, die den knappen und entschiedenen Plädoyers

2) Vgl. Tolmein, Oliver: Keiner stirbt für sich allein. Sterbehilfe, Pflegenotstand und das Recht auf Selbstbestimmung. München 2006. S. 136 ff.
3) Vgl. http://www.ethikrat.org/presse/pm/200603.html
4) Stern. Nr. 48. 23. November 2006.

der interviewten Frauen und Männer umso mehr Gewicht verleiht. »Es ist eine Sauerei«, schreibt zum Beispiel der krebskranke und mittlerweile in Zürich verstorbene Werner Volz, »dass wir in Deutschland nicht die Möglichkeit haben wie die Schweiz.«[5]

Es ist durchaus bezeichnend, dass die Aufmachung des *Stern*-Heftes stark an die bahnbrechende *Wir haben abgetrieben*-Ausgabe aus dem Jahr 1971 erinnert. Während sich damals 374 Frauen, die abgetrieben hatten, zu der dazu erforderlichen Reise in die Niederlande bekannten und auf diese Weise der feministischen »Mein Bauch gehört mir«-Kampagne den Weg ebneten, sind es heute ein Dutzend Schwerkranke, die ihr Recht auf einen selbstbestimmten Tod im Nachbarland Schweiz einlösen wollen. Denn, so begründet die 82-jährige, schwer kranke Irmgard Christians ihr Plädoyer für die Freitodhilfe: »Mein Tod gehört mir.«[6]

Wenn man diese Parallele weitertreibt, dann wäre es durchaus denkbar, dass die Freitodhilfe in Deutschland bald genauso legal sein wird, wie es die Abtreibung durch die gesetzlich verankerte Fristenlösung seit 1995 ist. Oder so legal wie die passive und indirekte Sterbehilfe, die in hiesigen Krankenhäusern immer wieder angewandt wird. Zwar ist die aktive Sterbehilfe verboten – aber es ist zulässig, einem Menschen, wie es bei der indirekten Sterbehilfe der Fall ist, schmerzlindernde Medikamente zu verabreichen und dabei billigend in Kauf zu nehmen, dass diese den Tod früher eintreten lassen. Auch der Abbruch oder die Unterlassung lebensverlängernder Maßnahmen, das heißt

---

5) Ebd., S. 32.
6) Ebd., S. 39.

die passive Sterbehilfe, ist in Deutschland erlaubt – vorausgesetzt, dass dies dem erklärten oder mutmaßlichen Willen des Patienten entspricht.

Nicht nur in der Schweiz, auch in der Bundesrepublik wird dem Selbstbestimmungsrecht folglich ein immer größerer Wert beigemessen. Deshalb ist es umso drängender, die institutionalisierte Freitodhilfe, die gegenwärtig zusehends näher zu rücken scheint, eingehend zu betrachten. Dies ist das Anliegen des vorliegenden Buches, das philosophisches Nachdenken, konkrete Fallbeschreibungen, viele Gespräche und unmittelbares Erleben zu vereinen sucht. Anders als *Dignitas*, die eine entsprechende Anfrage ablehnte, hat die Organisation *Exit* mir zu diesem Zweck ihr gesamtes Archiv zugänglich gemacht und für Gespräche jederzeit zur Verfügung gestanden. Darüber hinaus konnte ich an zwei Freitodbegleitungen in der Züricher Geschäftsstelle teilnehmen.[7] Im letzten Kapitel werde ich diese Begleitungen minutiös schildern: Wie verhält sich jemand, der weiß, dass er das Gebäude nicht mehr lebend verlassen wird? Wie verhalten sich die Angehörigen? Was wird gesagt? Was nicht? Wie gestaltet der Freitodbegleiter den Ablauf? Wie ist sein Verhältnis zum Sterbewilligen und zu den Angehörigen? Auch die Gespräche, die ich mit Paul Zögli und Gabriel Lorenz unmittelbar vor deren Tod geführt

---

[7] Aus Datenschutzgründen wurden in diesem Buch die Namen, Wohnorte sowie die Geburts- und Sterbedaten aller *Exit*-Mitglieder geändert. Biographische Details, durch welche die Betreffenden identifiziert werden könnten, wurden vage gehalten oder lediglich angedeutet. Auch die Namen all jener Freitodbegleiter, die nicht dem Vorstand angehören, sowie aller unmittelbar mit *Exit* zusammenarbeitenden Ärzte wurden geändert. Biographische Details finden nur dann eine Erwähnung, wenn dies von den Betreffenden ausdrücklich erlaubt wurde.

habe, werde ich in der gebotenen, das heißt die Persönlichkeitsrechte respektierenden Detailgenauigkeit wiedergeben. Wie begründen sie ihren Sterbewunsch? Worüber sprechen sie – gegenüber einer fremden Person – in den letzten Minuten ihres Lebens?

Mit diesen Schilderungen werde ich meine Abhandlung beenden. Denn das Buch versteht sich nicht als eine eindeutige und abschließende Stellungnahme zum Thema Freitodhilfe, sondern eher als Eröffnung eines Denkraumes, aus dem Widersprüchlichkeiten nicht ausgesperrt werden, sondern der umgekehrt Platz bietet für die Diskussion eines Phänomens, das die grundsätzliche Ambivalenz des modernen Menschen offenbart: So ist der Mensch seit Beginn der Moderne aufgefordert, sich des eigenen Verstandes zu bedienen und die in der Aufklärung gewonnene Souveränität effektiv in die unterschiedlichen Kulturtechniken zu übersetzen; doch genau im Zuge dieser Übersetzung wird er immer mehr und geradezu schmerzhaft mit der dialektischen Kehrseite seines unumstößlichen Wunsches nach Selbstbestimmung konfrontiert – nämlich mit einer Unabhängigkeit, die von der Einsamkeit nicht mehr unterschieden werden kann.

Was aber heißt es vor diesem Hintergrund, dass Menschen, die nicht unbedingt todkrank, sondern häufig schlichtweg einsam sind, sich in der letzten Phase ihres Seins an einen anderen wenden – und dies, um mit seiner Unterstützung selbstbestimmt aus dem Leben zu scheiden? Was bedeutet es, dass wir über Freitodhilfe zu einer Zeit nachdenken, in der Autonomie und Selbstständigkeit mit zu den höchsten Werten unserer Kultur zählen? Ist dies ein Zeichen für eine längst überfällige Enttabuisierung von Sterbewünschen, die zu einer durchaus humanen Sozialität des Todes führt? Findet der Freitod – und damit die grundsätzliche Relativität des Lebens – endlich gesellschaftliche Toleranz? Oder manifestiert sich in der Suizidbeihilfe umgekehrt gerade jene beunruhigende Entwicklung, die zutiefst menschliche Bedürfnisse wie Liebe, Freundschaft und Solidarität immer stärker zurückdrängt, während das Recht auf Selbstbestimmung umso entschiedener betont wird? Ist also die Tatsache, dass wir uns mit unserem Sterbewunsch an andere wenden, eine Art Hilferuf des von sich selbst entfremdeten Menschen?

Die dialektische Spannung zwischen diesen zwei Seiten der modernen Selbstbestimmung trägt das vorliegende Buch, das sich insofern nicht so sehr als eine Antwort, sondern vielmehr als eine Herausforderung versteht. Bevor jedoch die Freitodhilfe selbst in den Fokus des Interesses rückt, ist es sinnvoll, den Suizid zunächst aus einer historischen Perspektive zu beleuchten. Obwohl die Selbsttötung eine überaus häufige Todesursache ist – insgesamt sterben hierzulande pro Jahr 10 000 Menschen durch die eigene Hand, mehr als durch Aids, illegale Drogen, Verkehrsunfälle und Gewalttaten zusammen –, wird sie nach wie vor kaum thematisiert. Es scheint, als wirke auch heute noch eine Tradition nach, die den Suizid über Jahrhunderte oder gar Jahrtausende als etwas Unrechtmäßiges, ja sogar Anstößiges bezeichnete.

I.
»Mit welchem Recht?«
Der Suizid in der Geschichte

> *Selbstmord, was ist das? Sich auslöschen.*
> *Mit Recht oder nicht. Mit welchem Recht?*
> Thomas Bernhard, *Frost*

Ein Mensch löscht sein Leben aus. Die Tatsache, dass er dies in aller Regel heimlich und allein tut, lässt seine Handlung bisweilen selbst in unserer heutigen, angeblich tabulosen Zeit als etwas Verbotenes, Schmutziges, ja geradezu Unanständiges erscheinen. Warum stürzen sich Menschen von Brücken, schneiden sich die Pulsadern auf, legen sich vor Züge oder nehmen eine Überdosis Schlaftabletten – Menschen, die doch körperlich vollkommen gesund sind, in einem reichen Land leben und sich weder von Naturkatastrophen noch von Krieg oder sonstigem Unheil bedroht fühlen müssten? Was hat sie zu dieser Tat getrieben? Und ist ihr Anblick, der mindestens jämmerlich, häufig aber auch grauenerregend ist, nicht ein untrüglicher Beweis für eine fürchterliche, die Fundamente unserer Kultur geradezu erschütternde Grenzüberschreitung? Diffuse, zumeist unausgesprochene Reaktionen wie diese zeigen, dass Tabus heutzutage offenbar genauso lebendig sind wie eh und je, wir kennen unsere Grenzen – Grenzen, die insbesondere durch die beiden großen, kulturstiftenden Tabus unserer abendländischen Geschichte, nämlich das Inzest- und das Tötungstabu, eindeutig markiert werden. Zwar kommt es durchaus vor, dass diese Tabus verletzt werden – doch das scheint ihre Macht nur umso eindrücklicher zu bestätigen.

Im Fall des Tötungstabus aber erlaubt sich unsere Kultur seit je großzügige Ausnahmen. Im Kriegszustand beispielsweise ist es sogar verlangt, den Feind zu töten, und in den US-amerikanischen Gefängnissen werden Menschen vollkommen legal durch den Befehl gewählter Volksvertreter hingerichtet. Bei der Selbsttötung aber, die sich, anders als die genannten Ausnahmen, ausschließlich gegen das *eigene* Leben richtet, befällt uns bisweilen ein subtiler, nicht recht zu fassender Vorbehalt. Dieser Vorbehalt ist jedoch nicht »natürlich« und gottgegeben, sondern muss im Zusammenhang mit der abendländischen Kulturgeschichte betrachtet werden – eine Geschichte, die sich in unsere Empfindungen und unser Unbewusstes nachhaltig eingeschrieben hat.

Diese Geschichte ist, wenn man auf die einzelnen Epochen schaut, weitaus weniger von extremen Positionen gekennzeichnet, als man gemeinhin annimmt. Zwar ist es durchaus verlockend, der Antike eine universale Glorifizierung des Suizids zu unterstellen, während das Mittelalter gerne mit seiner allumfassenden Verteufelung in Verbindung gebracht wird. Doch bei genauerem Hinsehen ließen sich unsere Vorfahren viel seltener zu derart universalen Urteilen hinreißen, als man auf den ersten Blick annehmen könnte. Vielmehr waren sie auch – und zu bestimmten Zeiten sogar vor allem – damit beschäftigt, Kriterien für einen akzeptablen beziehungsweise nicht akzeptablen Suizid zu bestimmen. Unter welchen Bedingungen, so fragte man immer wieder in der Geschichte, kann jemand *mit Recht* aus dem Leben gehen?

»Sprung aus der morschen Behausung« –
der Suizid in der Antike

Die Frage nach dem Recht auf Suizid beschäftigte schon
die Antike – und entgegen der landläufigen Annahme war
man auch damals weit davon entfernt, den Suizid vorbe-
haltlos zu verherrlichen. So betrachteten etwa die Stoiker
eine Selbsttötung nur dann als gerechtfertigt, wenn eine
Krankheit unheilbar, ein Schmerz unerträglich oder die
Armut unabwendbar war.[8] Unter diesen Voraussetzungen
allerdings bestand für die Stoiker nicht nur das Recht,
sondern sogar die Pflicht, eigenhändig aus dem Leben
zu scheiden. Denn wie sollte die »Gemütsruhe«, die der
Stoa zufolge das Ideal der menschlichen Lebensführung
darstellte, erreicht werden, wenn Krankheit, Schmerz oder
andere äußere Missstände ein harmonisches Gleichgewicht
von vornherein verhinderten?

In der Praxis wurde dieses – an bestimmte Bedingungen
geknüpfte – Recht auf den eigenen Tod wie folgt umgesetzt:
Wer sich seinen Suizidwunsch vom Senat genehmigen ließ,
indem er diesem seine Gründe darlegte und daraufhin
einen zustimmenden Bescheid bekam, der konnte sich
mit gesetzlicher Rückendeckung das Leben nehmen. In
der Stadt Cheros hielten die Behörden zu diesem Zweck
einen Vorrat an Gift bereit, das man dem Sterbewilligen
aushändigte, wenn sein Antrag vom Rat der Sechshundert
angenommen wurde.[9] Unterließ man diesen bürokratischen
Akt aber, dann wurde der Leichnam geschändet und uneh-

---

8) Vgl. Mischler, Gerd: Von der Freiheit, das Leben zu lassen. Kulturgeschichte des Suizids. Hamburg/Wien 2000. S. 29.

9) Vgl. Durkheim, Émile: Der Selbstmord. Frankfurt am Main 1983. S. 386.

renhaft begraben. In Athen beispielsweise war es üblich, dem Missetäter die Hand abzuhacken und anschließend getrennt vom Rest des Körpers zu verscharren. In Theben und Zypern verfuhr man ähnlich.[10]

Derartige Bestrafungen, die man gemeinhin eher dem dunklen Mittelalter zuschreibt, fanden durchaus den Beifall der großen antiken Denker. So vertrat Platon in seinen *Gesetzen* die Ansicht, dass jemand, der »aus Willensschwäche und unmännlicher Verzagtheit« Hand an sich lege, »ein ungerechtes Gericht« übe. Ein solcher Selbstmörder solle »erstens vollständig abgesondert und fern von jeder gemeinsamen Begräbnisstätte, sodann auf unbebauten und namenlosen Stellen ... ein ruhmloses und vergessenes Grab finden, und keine Säule, keine Namensaufschrift soll diese Stätte bezeichnen«[11].

Doch Platon wäre in arge Bedrängnis gekommen, hätte er die Selbsttötung universal verurteilt – immerhin nahm sich auch sein von ihm verehrter Lehrer Sokrates das Leben, indem er den Schierlingsbecher einem aufgezwungenen, aber lebensrettenden Schuldeingeständnis vorzog. Sokrates stand vor Gericht, weil er durch sein Philosophieren angeblich die Jugend verführt und die alten Gottheiten verleugnet habe. Zu seiner Verteidigung führte er an, einzig und allein nach Weisheit gesucht zu haben – eine Suche, die weder der Tugend noch den alten Gottheiten zuwiderlaufe, sondern im Gegenteil in beider Dienst stehe. Durch seine provokante Schlussfolgerung, er habe für eine solche Lebensführung nicht den Tod, sondern eine ruhmreiche öffentliche Spei-

---

10) Ebd.
11) Platon: Gesetze. In: Sämtliche Dialoge. Herausgegeben von Otto Apelt. Band 7. Hamburg 1988. S. 382.

sung verdient, besiegelte er sein Todesurteil. Platon räumte folglich ein, dass nur derjenige sich schuldig mache, der seine Entscheidung »nicht etwa in Folge einer Verurteilung durch den Staat, auch nicht unter dem Drucke eines über die Maßen schmerzlichen unabwendbaren Unglücks, das ihn betroffen, und auch nicht unter dem Zwang einer unentrinnbaren und unerträglichen Schande, die auf ihm lastet«[12], gefällt habe.

Auch der römischen Welt, in der sich auffallend viele Politiker, Feldherren und Philosophen das Leben nahmen, würde man nicht gerecht, wenn man ihr eine universale Verherrlichung des Suizids unterstellte. So war es ganz im Gegenteil gang und gäbe, dass man die Leichen von Selbstmördern ans Kreuz schlug oder verstümmelte und ihnen ein würdevolles Begräbnis verweigerte. Dennoch scheint es in Rom kein *gesetzliches* Verbot des Selbstmords gegeben zu haben – zumindest ist in dem überlieferten Zwölftafelgesetz nichts dergleichen zu finden. Den Sklaven und Soldaten aber war der Suizid aufgrund naheliegender patriotischer und ökonomischer Interessen untersagt[13] – ein Beweis dafür, dass die Selbsttötung während der Antike auch eine Frage des Standes war. Für den freien Menschen jedoch, so schreibt Georges Minois, bestand »kein gesetzliches oder religiöses Verbot, Selbstmord zu begehen. Da das Leben weder eine Gabe der Götter noch ein heiliger Atem noch ein Menschenrecht [war], [konnte] der Römer nach Belieben darüber verfügen.«[14]

---

12) Ebd.

13) Vgl. Minois, Georges: Geschichte des Selbstmords. Düsseldorf/Zürich 1996. S. 79.

14) Ebd.

Diese Sichtweise ist allerdings umstritten. So soll es dem berühmten Soziologen Émile Durkheim zufolge auch in Rom eine staatliche Einrichtung gegeben haben, der man seine Beweggründe darzulegen hatte, wenn man Suizidgedanken hegte.[15] Im Fall eines positiven Entscheides wurde dann vom Senat die Todesart festgelegt und von nachträglichen Bestrafungsmaßnahmen weitgehend abgesehen.[16]

Wenn auch im Rückblick nicht ganz unstrittig ist, ob die Beweggründe und Motivlagen aus gesetzlicher Perspektive eine Rolle gespielt haben oder nicht – aus *philosophischer* Perspektive war dies ganz eindeutig der Fall. Der Philosoph Lucius Annaeus Seneca etwa vertrat die Ansicht:

»[W]enn der Körper den Dienst versagt, was sollte dann den Leidenden davon abhalten, der Seele ihre Freiheit zu geben? Unter Umständen müßte man sich noch eher dazu entschließen als es sein muß, um nicht, wenn es sein muß, unfähig dazu zu sein... Nur wenige hat ein besonders langes Greisenalter ohne jede Beeinträchtigung zum Tode gelangen lassen, für viele war das Leben nur ein nutzloser Besitz. Hältst du es etwa für grausamer, irgend ein Teilchen des Lebens einzubüßen als auf das Recht zu verzichten, dem Leben ein Ende zu machen?... Ich werde auf das Greisenalter nicht verzichten, wenn es mich mir ganz bewahrt, ganz nämlich im Sinne meines besseren (geistigen) Teiles. Aber wenn es Miene macht, an meinem Geiste zu rütteln und in das Gefüge desselben störend einzugreifen, wenn es mir nicht das Leben, sondern nur das leibliche Dasein übrig läßt, dann werde ich den Sprung nicht

---

15) Vgl Durkheim: Der Selbstmord. S. 387.
16) Ebd., S. 388.

scheuen, um herauszukommen aus dieser morschen und zusammensinkenden Behausung. Einer Krankheit werde ich mich nicht durch den Tod entziehen, vorausgesetzt daß sie heilbar ist und dem Geiste nicht schädlich. Schmerz soll niemals Veranlassung für mich werden, Hand an mich zu legen: so zu sterben ist nichts anderes als sich besiegen lassen. Gewinne ich aber die Überzeugung, daß ich ihn nicht wieder loswerde, dann werde ich mich davonmachen, nicht wegen des Schmerzes selbst, sondern weil er mir ein Hemmnis sein wird für alles, um dessentwillen man lebt. Schwach und feig ist, wer um des Schmerzes willen stirbt, aber ein Tor, wer lebt, um dem Schmerz seinen Willen zu lassen.«[17]

Wie die Stoiker und Platon war also auch Seneca der Meinung, dass es gänzlich inakzeptable Beweggründe für einen Suizid gebe: Wenn der Mensch sich von einer Krankheit so sehr beherrschen lässt, dass er den Tod einem zeitweise schmerzhaften, nicht aber seelisch beeinträchtigten Leben vorzieht, dann verhält er sich »feige« und »schwach«. Ist jedoch der Schmerz so groß und andauernd, dass die Seele in Mitleidenschaft gezogen wird – der Betroffene folglich in gewisser Weise »nicht mehr er selbst ist« – dann wäre es »töricht«, am Leben zu bleiben. Seneca erhebt demnach die Größe des Schmerzes zum Kriterium für einen »guten« beziehungsweise »schlechten« Suizid. Die Frage ist nur – und dieses Problem beschäftigt uns gegenwärtig mehr denn je, wenn es um die Freitodhilfe geht –, wer darüber entscheidet, ob der Schmerz beträchtlich genug ist, um eine Selbsttö-

17) Seneca: Briefe an Lucilius. In: Philosophische Schriften. Übersetzt und mit Einleitungen und Anmerkungen versehen von Otto Apelt. Band 3. Hamburg 1993. S. 210-211.

tung zu rechtfertigen. Wer kann sagen, ob ein Schmerz tatsächlich die »Seele« des Betreffenden beeinträchtigt – außer der Sterbewillige selbst? Wenn das Kriterium ein radikal subjektives ist: Wie ist es dann möglich, von einer externen Position her zu beurteilen, ob es sich im konkreten Fall um einen angemessenen oder unangemessenen Suizidwunsch handelt? Das Funktionieren objektiver Beurteilungskriterien stößt hier offensichtlich an eine Grenze – ein wichtiger Aspekt, der im zweiten Kapitel dieses Buches im Zentrum stehen wird.

Dass Seneca, der den selbst gewählten Tod unter bestimmten Bedingungen durchaus als gerechtfertigte (Er-)Lösung begriff, im Jahre 65 n. Chr. zum Selbstmord *gezwungen* wurde, mag man für eine makabre Ironie des Schicksals halten. Weil der Philosoph im Verdacht stand, sich an einer Verschwörung gegen Kaiser Nero – dem er lange Jahre als Berater gedient hatte – beteiligt zu haben, verurteilte ihn dieser ohne gerichtliches Verfahren zum Tod durch die eigene Hand. Zusammen mit seiner Gattin Paulina, die sich entschloss, gemeinsam mit ihrem Mann zu sterben, ließ er sich die Pulsadern aufschneiden. Als er bemerkte, dass sein Blut stockte, öffnete er zusätzlich die Adern an seinen Beinen und Kniekehlen. Unterdessen wurde befohlen, dass man Paulina, die sich ebenfalls die Pulsadern aufgeschnitten hatte, wieder verbinden solle – Seneca habe allein zu sterben. Sie lebte daraufhin noch ein paar Jahre, in denen sie sich der Trauer hingab. Seneca selbst starb einen qualvollen Tod. Da die Öffnung der Adern wirkungslos blieb, ließ er sich den Schierlingsbecher geben, der jedoch ebenfalls nicht die ersehnte Erlösung brachte. Also stieg er in ein warmes Bad, um seinen

Blutkreislauf anzuregen – doch noch immer starb er nicht. Schließlich schleppten ihn die Soldaten in ein Dampfbad und ließen ihn dort ersticken.[18]

Der Suizid war demnach in der Antike nicht nur die würdevollste Form, aus einem freudlosen, fremdbestimmten Leben zu treten, sondern auch eine überaus perfide Hinrichtungsstrategie. Darüber hinaus gab es eine große Anzahl politischer Selbsttötungen, die zwar nicht verfügt wurden, sich aber dennoch in zermürbenden Zwangslagen ereigneten. Die ägyptische Kaiserin Kleopatra etwa vergiftete sich im Jahre 30 v. Chr., weil ihr Reich von den Römern eingenommen worden war und sie selbst sich in römischer Gefangenschaft befand. Und auch der Staatsmann und Feldherr Cato nahm sich 46 v. Chr. das Leben, als er im Bürgerkrieg seinem Erzfeind Caesar unterlag und keine Hoffnung mehr auf eine lebenswerte Zukunft hatte. Gestalten wie Kleopatra oder Cato sind nun aber bei genauerem Hinsehen keine Ausnahmen – denn befindet sich in letzter Konsequenz nicht jeder Selbstmörder in einer subjektiv ausweglosen Lage? »Der philosophische Selbstmord existiert nicht«, schreibt Georges Minois. »Jene, die sich auf hehre Grundsätze berufen, um ihre Tat zu rechtfertigen, verschleiern, bewußt oder unbewußt, lediglich ihre seelischen oder körperlichen Leiden.«[19] Man sollte folglich aufpassen, den selbst gewählten Tod, das heißt den »Freitod«, zu romantisieren. Auch wenn er für viele Menschen in der Tat eine Befreiung bedeutet, so handelt es sich dabei um den einzig möglichen Ausweg aus einem schmerzerfüllten, perspek-

---

[18] Vgl. Giebel, Marion: Seneca. Reinbek 1997.
[19] Minois: Geschichte des Selbstmords. S. 370.

26

tivlosen Dasein und ist insofern weniger ein Akt der Freiheit als vielmehr die Wahl des geringsten Übels – nämlich des Nichts.

Eine Frage des Standes – der Suizid im Mittelalter

Während die Antike den Suizid unter bestimmten Bedingungen erlaubte, war das Mittelalter weitaus weniger tolerant: Man schnitt das Lebensende entschlossen von der Verfügungsgewalt des Einzelnen ab und legte es in göttliche Hände – eine in Teilen bis heute wirkmächtige Denktradition, die ihre deutlichste Ausprägung in den Schriften der mittelalterlichen Kirchenväter und Theologen fand. »Das aber sagen, das versichern wir, daran halten wir mit aller Entschiedenheit fest«, schrieb etwa Augustinus im fünften Jahrhundert, »daß niemand freiwillig den Tod suchen darf, um zeitlicher Pein zu entgehen, er würde sonst der ewigen anheim fallen.«[20] Und Thomas von Aquin nennt im 13. Jahrhundert gleich drei Gründe, weshalb die Selbsttötung »durchaus unerlaubt« sei:

»Zuerst einmal, weil naturhaft jedes beliebige Ding sich selbst liebt, und dazu gehört, daß jedes Ding naturhaft sich im Dasein erhält und dem Zerstörenden so großen Widerstand leistet, als es kann. Somit geht, daß einer sich selbst tötet, gegen die natürliche Neigung und gegen die Liebe, mit der jeder sich selbst zu lieben schuldet. Deswegen ist die Tötung seiner selbst immer eine Todsünde, da sie ja gegen das natürliche Gesetz und gegen die Liebe auftritt.

---

[20] Aurelius Augustinus: Vom Gottesstaat. Band 1. München 1985. S. 46.

Zweitens, weil jeder beliebige Teil mit dem, was er ist, dem Ganzen gehört. Nun ist aber jeder beliebige Mensch ein Teil der Gemeinschaft, und dergestalt gehört das, was er ist, der Gemeinschaft. Deswegen tut er dadurch, daß er sich selbst aus der Welt schafft, der Gemeinschaft ein Unrecht... Drittens, weil das Leben ein gewisses Geschenk ist, das göttlicherseits dem Menschen angewiesen und der Gewalt dessen untertan ist, ›der tötet und lebendig macht‹. Darum sündigt gegen Gott, wer sich selbst des Lebens beraubt, gerade wie, wer den fremden Sklaven umbringt, gegen den Herrn sündigt, dem der Sklave gehört...«[21]

Der Mensch, behauptete Thomas von Aquin, macht sich gegenüber der Natur und der Gesellschaft, vor allem aber gegenüber Gott schuldig, wenn er sich tötet. Im Mittelalter glaubte man, dass ein Mensch, der diese »Schuld« auf sich lud, im Bannkreis des Teufels stehe – und deshalb war es üblich, den toten Körper einem exorzistischen, abschreckenden Ritus zu unterziehen. Häufig wurde er an den Füßen aufgehängt und vor aller Augen durch die Straßen geschleift – oder aber man malträtierte ihn gemäß der jeweils angewandten Tötungstechnik: Hatte sich jemand erstochen, dann wurde ihm ein Holzkeil in den Schädel gerammt; hatte er sich ertränkt, dann wurde er fünf Fuß vom Wasser entfernt im Sand vergraben; hatte er sich in die Tiefe gestürzt, lagerte man drei schwere Steine auf den Leib des Toten. Wichtig war dabei, dass man die Rückkehr des teuflischen Leichnams zu den Lebenden um jeden Preis verhinderte – und so achtete man etwa in England darauf,

---

[21] Thomas von Aquino: Summe der Theologie. Zusammengefasst, eingeleitet und erläutert von Joseph Bernhart. Dritter Band. Stuttgart 1954. S. 305-306.

dass die Leiche zusätzlich »mit einem Holzpfahl, der die Brust durchbohrt, an den Boden genagelt«[22] wurde. Die Güter des Toten wurden in aller Regel konfisziert.

Doch selbst im Mittelalter war es mitunter erlaubt, sich das Leben zu nehmen – vorausgesetzt allerdings, man gehörte dem richtigen Stand an. Während man durch Suizid aus dem Leben geschiedenen Bauern und Handwerkern rundweg unterstellte, aus reiner Feigheit Hand an sich gelegt zu haben, wurde der Suizid eines Ritters oder Geistlichen als eine ruhmreiche und überaus ehrenvolle Tat betrachtet. Letztere, so glaubte man, töteten sich nicht, um den Härten des Lebens auszuweichen, sondern weil sie der Demütigung der Feinde entgehen oder aber ein christliches Opfer darbringen wollten. Infolgedessen wurden ihre Leiber weder geschändet noch in ungeweihter Erde begraben; und auch ihre Güter wurden nicht konfisziert.

Sein oder Nichtsein –
Die Relativität des Lebens und die Geburt
des Wahnsinns am Beginn der Neuzeit

Im 15. Jahrhundert begann man langsam, sich des antiken Erbes zu besinnen, und so fand die milde Sicht auf menschliches Scheitern und Lebensüberdruss (*taedium vitae*) vor allem bei Humanisten Anklang, die dem Leben ebenfalls keinen unverbrüchlichen Sinn mehr abringen konnten. In dem Bestreben, den gebildeten, schöpferischen Menschen ins Zentrum zu rücken, stellten sie die Macht der Theolo-

---

22) Minois: Geschichte des Selbstmords. S. 61.

gie infrage – und damit gleichzeitig einen gottgegebenen, universal gültigen Existenzgrund. So schrieb Erasmus von Rotterdam 1509:

»Schmerzvoll und schmutzig ist [der Sterblichen] Geburt, nur mit vieler Mühe werden sie großgezogen, Unbilden haben sie in der Kindheit zu überstehen, die Jugend bringt ihnen große Mühen, das Alter ist eine stete Quelle von Beschwerden – und eine Härte ist der unabwendbare Tod. Und während des ganzen Lebens, welche Fülle von Krankheiten, welche Unzahl von Zufälligkeiten und Unannehmlichkeiten! Keine Freude, die nicht durch Kummer und Sorge getrübt wäre! ... Wer aber waren vornehmlich diejenigen, die sich aus Lebensüberdruß selbst den Tod gaben? Waren es nicht die Freunde der Weisheit? Um von Diogenes, Xenokrates, Cato, Cassius und Brutus zu schweigen, zog nicht jener bekannte Chiron freiwillig den Tod vor, obgleich er hätte unsterblich sein können? Ihr seht wohl nun, was geschehen würde, wenn der Durchschnittsmensch sich einfallen ließe, weise zu sein ...«[23]

Aus diesem Grunde empfiehlt Erasmus, dass der Mensch sich seine »Torheit« bewahren müsse – denn nur wenn er sich vor der Weisheit zu schützen wisse, gelinge es ihm, die grundsätzliche Sinnlosigkeit der Existenz auszuhalten, ja, sie geradezu sorgenfrei zu überspielen: »Ich aber beuge diesem Unfall vor teils durch Unwissenheit, in der ich die Sterblichen erhalte, teils durch Unbesonnenheit, öfters durch Vergessen der Leiden, manchmal durch Hoffnung auf ein besseres Geschick und bisweilen durch den Reiz der sinnlichen Lust.«[24]

23) Erasmus von Rotterdam: Das Lob der Torheit. Leipzig 1985. S. 58-59.
24) Ebd., S. 59.

In der Tat war die Torheit – oder auch: der *Wahnsinn* – während der wissensdurstigen Frührenaissance eine Art »Refugium, Flucht und zugleich Erklärung einer Welt, die nichtig und absurd ist«[25], wie Minois schreibt. Parallel zur Säkularisierung machte sich ein stetig anwachsender, nicht selten mit materieller Unsicherheit einhergehender Individualismus bemerkbar, der in dem Bestreben des entstehenden Kapitalismus wurzelte, gemeinschaftliche Zwänge abzuschaffen. Doch in letzter Konsequenz war weder das autonomer werdende Individuum allmächtig, noch ließen sich die Grenzen des Wissens beliebig ausdehnen. Und so machte man immer wieder die schmerzhafte Erfahrung der eigenen Fehlbarkeit, Beschränktheit und Endlichkeit – eine Erfahrung, die nicht selten in Resignation oder Wahnsinn führte. Denn wie sonst sollte man dem Dilemma begegnen, sich einerseits zu gottgleicher Schöpfungskraft aufschwingen zu wollen, andererseits aber zu einer Endlichkeit verdammt zu sein, die durch kein heilsversprechendes Jenseits mehr aufgefangen wurde?

Das Leben: ein aufgeschobener Tod. Dieser Ansicht waren während der Frührenaissance nicht nur Künstler und Intellektuelle, sondern auch Theologen und Prediger – allerdings unter gänzlich anderen Vorzeichen. Während die Humanisten den Tod für das unwiederbringliche Ende hielten, waren sich Katholiken, Lutheraner, Puritaner, Calvinisten und Anglikaner einig, dass er den Gläubigen aus weltlichem Unheil erlöse. Dieses Unheils durfte man sich aber aus theologischer Sicht – und hier schließt die Frührenaissance nahtlos ans Mittelalter an – auf gar keinen Fall

---

25) Minois: Geschichte des Selbstmords. S. 119.

selbstmächtig entledigen, sondern das Leben musste, koste es was es wolle, ausgehalten werden. Dass sich die Kirchenväter durch die Annahme, der Tod sei zwar erstrebenswert, dürfe aber nicht selbstherrlich eingeleitet werden, in einen Widerspruch verstrickten, war ihnen durchaus bewusst. Der Ausweg aus diesem Dilemma bestand darin, dass man insbesondere im Lager der protestantischen Spiritualisten Askese und Enthaltsamkeit predigte, um den ersehnten Tod gewissermaßen ins Leben zu holen: Man tötete das eigene Fleisch ab, entsagte allen Freuden und Genüssen, um sich in einem gespensterhaften, von den Lastern des Lebens befreiten Zwischenreich zu halten – »eine Art spiritueller Selbstmord, der in vieler Hinsicht ein Ersatz für den unmöglichen physischen Selbstmord ist«.[26]

Die Geistlichen waren nach wie vor überzeugt, dass der Satan seine Finger im Spiel habe, wenn ein Mensch durch eigene Hand aus dem Leben schied. Vom Volk wurde dieser Glaube offenbar im Großen und Ganzen akzeptiert, sodass es auch während der säkularisierenden Renaissance zu exorzistischen Leichenschändungen kam. Unterstützt wurde die allgemein gängige Ächtung des Suizids durch die damaligen Gesetzesbücher. So sah etwa Paragraph 135 der deutschen *Peinlichen Gerichtsordnung* von 1532 vor, die Güter der Toten staatlich zu konfiszieren. Galt der Täter allerdings als unzurechnungsfähig, dann fiel das Vermögen an die jeweiligen Erben. Die »Torheit« zahlte sich also, wie Erasmus bereits am Anfang des 16. Jahrhunderts proklamiert hatte, tatsächlich aus.[27]

---

26) Ebd., S. 107.

27) Vgl. Mischler: Von der Freiheit, das Leben zu lassen. S. 66-67.

Doch das humanistische Infragestellen des Lebens-
sinns zeitigte trotz hartnäckigen Aberglaubens und kruder
Gesetzgebung unübersehbare Wirkung. Denn gegen Ende
des 16. Jahrhunderts trat in auffälliger Häufigkeit eine Lite-
ratur auf den Plan, die den Suizid als ernsthafte Möglichkeit
in den Blick nahm. Allein das englische Theater inszenierte
zwischen 1580 und 1620 in ungefähr hundert Stücken mehr
als zweihundert Suizide. »Sein oder Nichtsein, das ist hier
die Frage«, ließ William Shakespeare im Jahre 1600 seinen
wankelmütigen Helden Hamlet ausrufen: »Denn wer er-
trüg' der Zeiten Spott und Geißel / Des Mächt'gen Druck,
des Stolzen Mißhandlungen / Verschmähter Liebe Pein,
des Rechtes Aufschub / Den Übermut der Ämter, und die
Schmach / Die Unwert schweigendem Verdienst erweist /
Wenn er sich selbst in Ruh'stand setzen könnte / Mit einer
Nadel bloß!«[28] Nur ein Stich in die Vene, nur ein Schritt über
die Klippe, nur ein beherzter Schluck aus dem Schierlingsbecher – und schon reduziert sich die Hochspannung des
Lebens mit einem Schlag auf null. Kein Schmerz, keine
Angst, kein leidvolles Auf und Ab der Seelenzustände mehr,
sondern: »Sterben – schlafen – / Schlafen!«[29]

Dass diese Vorstellung verlockend sein kann, wissen wir
heute so gut wie Shakespeare vor 400 Jahren. Denn wozu
nehmen wir die Mühen des Lebens auf uns? Wozu lernen,
wozu arbeiten wir, wozu lieben und hassen wir, wenn alles
unwiederbringlich auf das Nichts hinausläuft? Diese schon
so oft formulierte, scheinbar banale Frage wagt sich kaum
ein Mensch ernsthaft zu stellen.

---

28) Shakespeare: Hamlet, Prinz von Dänemark. In: Sämtliche Werke. Herausgegeben von Anselm Schlösser. Band 4. Berlin/Weimar 1975. S. 316.
29) Ebd.

Für Shakespeares Zeitgenossen Michel de Montaigne jedoch drängte sich die Frage nach dem Sinn des Seins tagtäglich auf. Denn Montaigne war schwer krank – er litt an der sogenannten Steinkrankheit – und wurde von entsetzlichen Schmerzen geplagt, sodass ihm seine Existenz mitunter als unnütze, qualvolle Bürde erschien. Doch wie viele Schriftsteller, die über den Suizid nachsannen, nahm Montaigne sich nicht das Leben – »[a]ls wäre die Tatsache, über den Selbstmord zu sprechen, zugleich ein Mittel, ihn zu bannen«[30]. Darüber hinaus war seine Sicht auf die Möglichkeit der Selbsttötung – trotz seiner eigenen aussichtslosen Situation – eine überaus gemäßigte. Er plädierte dafür, sich nicht unbedacht das Leben zu nehmen, denn nicht alle Leiden seien es wert, dass man sich ihrer wegen tötet. »Unerträglicher Schmerz und die Befürchtung eines schlimmeren Todes«, so schreibt er im zweiten Buch der *Essais*, »scheinen mir die verzeihlichsten Beweggründe für eine Selbstentleibung zu sein.«[31] Bei aller Vorsicht und Besonnenheit hatte er jedoch Verständnis dafür, dass der Tod auch ohne Schmerz und Krankheit als verheißungsvolle Erlösung erscheinen kann: »Den Tod, die Armut und den Schmerz halten wir für unsere Hauptfeinde. Doch wer wüßte nicht, daß dieser Tod, den die einen den schrecklichsten aller Schrecken nennen, von anderen der einzige Port genannt wird, der ihnen vor den Stürmen des Lebens Zuflucht gewährt? Das höchste Gut der Natur? Der einzige Hort unserer Freiheit? Das allen zugängliche und prompte Heilmittel

---

30) Minois: Geschichte des Selbstmords. S. 140.

31) Montaigne, Michel de: Essais. Erste moderne Gesamtübersetzung von Hans Stilett. 2. Buch. Frankfurt am Main 1998. S. 53.

gegen alle Übel? So erwarten die einen ihn mit Zittern und Zagen, während andre ihn müheloser ertragen als das Leben.«[32]

Aber nicht nur im Lager der Philosophen und Schriftsteller, auch innerhalb der Kirche ergriff jemand das Wort, der tiefes Verständnis für den eigenhändigen Ausgang aus dem Leben zeigte. John Donne, anglikanischer Prediger und einer der berühmtesten englischen Dichter des 17. Jahrhunderts, machte in seinem Buch *Biathanatos* darauf aufmerksam, dass es in der Bibel keine einzige Stelle gebe, die den Selbstmord verbiete; ganz im Gegenteil erzähle sie vom freiwilligen Martyrium. Darüber hinaus, so argumentierte er, widerspreche der Suizid keineswegs dem Gesetz der Natur, denn die Natur des Menschen sei die Vernunft – und diese gebiete nun einmal in bestimmten Situationen, dass es vernünftiger sei, sich das Leben zu nehmen. Trotzdem verwahrte sich John Donne davor, die konkreten Bedingungen, die einen Suizid erlauben würden, präzise zu benennen: »Ich habe mich willentlich enthalten, diese Rede auf Beispiele und besondere Regeln auszudehnen, zum einen, weil ich nicht wage, mich einer so besonderen Wissenschaft als Meister aufzuwerfen, und zum anderen, weil ihre Grenzen dunkel, schroff, glatt und eng sind und der Irrtum hier tödlich ist.«[33]

Die Frage nach Sein oder Nichtsein wurde also im Verlauf des 17. Jahrhunderts liberaler und offener diskutiert – was auch dazu führte, dass man den Suizid immer entschiedener vor dem Hintergrund medizinisch-psychologischer

---

32) Montaigne, Michel de: Essais. Erste moderne Gesamtübersetzung von Hans Stilett. 1. Buch. Frankfurt am Main 1998. S. 179.

33) Zitiert nach Minois: Geschichte des Selbstmords. S. 144.

Erklärungsmodelle betrachtete. So behauptete der englische Arzt Robert Burton in seiner *Anatomy of Melancholy* bereits 1621, dass der Suizid seine Ursache nicht in satanischer Besessenheit, sondern in der »Melancholie« habe: »Ungeduld, Angst, Unausgeglichenheit, Entschlußlosigkeit stürzen sie [die Seele] in unsägliches Unglück.« Der Kranke »verändert sich jählings, sein Herz wird schwer, drückende Gedanken martern seine Seele, und innerhalb eines Augenblicks ist er niedergeschlagen und lebensmüde; er will sich töten.«[34] Dieser Zustand, den wir heute nicht mehr als Melancholie, sondern als Depression beschreiben würden, war bereits in der Antike bekannt. In seiner berühmten Viersäftelehre (circa 400 v. Chr.) machte der griechische Arzt Hippokrates einen Überschuss schwarzer Galle für diese Krankheit verantwortlich, da dieser sich ins Blut mische und so die Seele trübe. Indem Burton – wenn auch mit zeitgemäßen Modifizierungen – an diese Tradition anknüpfte, markierte er eine entscheidende Wende in der Betrachtung des Suizids: Wenn ein Mensch, der sich das Leben nehmen wollte, an einer medizinisch diagnostizierbaren Störung litt, dann war er offensichtlich nicht länger ein Verbrecher oder das Opfer des Teufels, sondern ein Kranker. Die Behandlung, die man einem Suizidanten angedeihen ließ, unterschied sich dennoch entscheidend von derjenigen, die man bei »normalen« Kranken anzuwenden pflegte: Man steckte sie in Internierungslager und sperrte sie mit gefesselten Händen in Weidenkäfige, um einem weiteren Suizidversuch vorzubeugen.

Je mehr diese neuen, säkularisierten Erklärungsmodelle um sich griffen, desto stärker verfestigte die Kirche ihre

---

34) Zitiert nach Minois: Geschichte des Selbstmords. S. 152.

althergebrachte Sichtweise auf den Suizid. Eine Ausnahme bildeten lediglich die Selbsttötungen in den eigenen Reihen, die man sorgsam unter den Teppich kehrte, um der »Immoralität« des Volkes nicht zusätzlich Nahrung zu bieten. Doch nicht nur die geistlichen, auch die weltlichen Obrigkeiten hielten an der Verdammung des Suizids fest. So war man bereits im 16. Jahrhundert der Ansicht, dass der Mensch dem Monarchen mit seiner Arbeitskraft zur Verfügung zu stehen habe, und um sich dieser Kraft auch in Zukunft sicher sein zu können, überwachte man die Geburten- und Sterblichkeitsraten. Auch im 17. Jahrhundert gab es gewissermaßen die Pflicht zu leben, sodass ein Mensch, der eigenhändig aus dem Leben schied, regelrechten Verrat an den absolutistischen Obrigkeiten beging.[35] Zwar öffnete sich die Jurisprudenz insofern der medizinischen Erklärungsweise, als man sich bemühte, krankheitsbedingte Suizide von der Bestrafungspraxis auszunehmen; der beste Schutz gegen eine Verurteilung war aber nach wie vor die richtige Standeszugehörigkeit: Entsprechend blieben Klerus und Adel auch im 17. Jahrhundert von den üblichen Bestrafungen verschont.

Mittelalterliche Bestrafungsmethoden trotz juristischer
Entpönalisierung –
der Suizid während der Aufklärung

Am Ende des 17. Jahrhunderts bemerkte man vor allem in England und Frankreich einen beunruhigenden Anstieg der Suizidrate. Zu dieser Zeit verstärkte sich die indivi-

---

35) Vgl. Mischler: Von der Freiheit, das Leben zu lassen. S. 65.

dualisierende Wirkung des stetig mächtiger werdenden Kapitalismus zusehends. Das Verschwinden der Gilden und Zünfte war dafür verantwortlich, dass die Menschen durch keinerlei Solidarsysteme mehr aufgefangen wurden; außerdem gab es weder staatliche Kontrollen noch andere wirtschaftliche Mechanismen, die den Markt hätten regulieren können. Diese beunruhigende, destabilisierende Vereinzelung wurde zusätzlich dadurch vorangetrieben, dass sich die Familienbande zu lockern begannen.[36] Die zunehmende Autonomie des Einzelnen hatte also ganz offensichtlich eine dialektische Kehrseite: Indem sie den Menschen als Individuum stärkte, schwächte sie ihn gleichzeitig.

Das ausgehende 17. und beginnende 18. Jahrhundert war aber nicht nur eine Zeit zunehmender Vereinzelung, sondern auch eine Zeit der Hungersnöte, Kriege und Epidemien. Doch selbst unerträgliche Lebensbedingungen konnten die klerikalen und weltlichen Obrigkeiten nicht von ihrer rigiden Haltung abbringen. Sie sahen das Elend – und pochten weiterhin auf eine harte Bestrafung derjenigen, die das Leben als qualvolle Bürde empfanden. Noch am Ende des *Ancien Régime* kam es zu Verurteilungen, die denen des Mittelalters in nichts nachstanden. So beschreibt Georges Minois den Fall eines 55-jährigen Bauern, den man erhängt in seinem Hause auffand. Man verständigte die Behörden, obduzierte die Leiche und balsamierte sie ein. Zwei Jahre später, am 2. September 1775 – der Leichnam war mittlerweile trotz der Einbalsamierung in Verwesung übergegangen – verlas man das folgende Urteil:

---

36) Vgl. Minois: Geschichte des Selbstmords. S. 273.

»Das Gericht, das über die Anträge der Untertanen des Königs zu befinden hat, erklärt in aller Form und Überzeugung, daß der verstorbene Christophe Caud sich selbst umgebracht hat mit einer Krawatte aus Mousselin, die er sich um den Hals band, und einer Leiter, die im unteren Teil des Hauses als Brotgestell diente, und verordnet zur Wiedergutmachung und im öffentlichen Interesse, daß sein Andenken für immer ausgelöscht und getilgt bleibe, daß sein Leichnam auf einem Weidengeflecht befestigt und durch die Straßen und Wegkreuzungen bis zum Turnierplatz geschleift, dort an den Füßen an dem dort stehenden Galgen aufgehängt, drei Stunden dort belassen und daraufhin auf den Schindanger geworfen werde, und erklärt seine beweglichen Güter nach vorherigem Abzug der Gerichtskosten für konfisziert zugunsten desjenigen, dem sie zustehen, und verurteilt ihn außerdem zu einer seinen anderen Gütern zu entnehmenden Geldbuße von drei Livres zugunsten Seiner Majestät, und verurteilt ihn zu den Unkosten.«[37]

Im Jahre 1780 war die Macht der Kirchen und weltlichen Obrigkeiten jedoch so weit untergraben, dass sich das Blatt zumindest in juristischer Hinsicht langsam, aber sicher wenden konnte. In jenem Jahr schrieb die Akademie von Châlons-sur-Marne die Preisfrage aus, wie man die Strenge des Strafgesetzes im Hinblick auf den Suizid mildern könne. Der Gewinner des Wettbewerbs hielt ein flammendes Plädoyer dafür, doch endlich einmal nach den Gründen für Selbsttötungen zu fragen, anstatt im Nachhinein die Leichen zu malträtieren: »Man muß den Menschen,

---

[37] Zitiert nach Minois: Geschichte des Selbstmords. S. 409.

der den verhängnisvollen Keim des Selbstmords in sich trägt, glücklich machen, ihn jedoch nicht fruchtlos bestrafen, wenn er nicht mehr ist.«[38] 1791 war das Suizidverbot aus dem französischen Strafgesetzbuch verschwunden. König Friedrich II. schaffte die entsprechenden Gesetze in Preußen sogar bereits 1751 ab, während man in Bayern damit noch bis 1813 wartete.[39]

Dass der Suizid als Straftatbestand nach und nach aus den Gesetzbüchern verschwand, lag zum einen daran, dass man dem Erklärungsmodell des Wahnsinns zunehmend Glauben schenkte und infolgedessen einen Sterbewunsch als Krankheit, nicht aber als teuflische Besessenheit bezeichnete. Man diskutierte die Einflüsse des Klimas, des Mondes und allzu heftiger Leidenschaften. Insbesondere Letztere, so behauptete man, seien dafür verantwortlich, dass sich der Mensch in sinnlose Grübeleien versteige, was wiederum zur Folge habe, dass das Blut im Gehirn nicht gleichmäßig zirkulieren könne. Um diese psychophysiologischen Störungen zu beheben, empfahl man die reinigende Kraft des Weinsteins, die wohltuende Wirkung von Duschen, Bädern und Reisen oder aber die Einnahme von Kaminruß, Kellerasseln oder Krebsfußpulver. Vor allzu viel intellektueller Arbeit oder häufigen Theaterbesuchen wurde dagegen gewarnt – denn das verwirre insbesondere den weiblichen Geist in ungebührlichem Maße und könne sich negativ auf die Moral auswirken. Um die Behandlung der Kranken besser überwachen und durchführen zu können, errichtete man Mitte des 18. Jahrhunderts zahlreiche

---

38) Zitiert nach Minois: Geschichte des Selbstmords. S. 429.
39) Vgl. Mischler: Von der Freiheit, das Leben zu lassen. S. 79.

Internierungshäuser für sogenannte »Geisteskranke«, die insbesondere in den Großstädten Englands bis Ende des Jahrhunderts ständig überfüllt waren.

Nicht nur die Betrachtung des Suizids als Krankheit, sondern auch die aufklärerische, antiklerikale Haltung der damaligen Denker bewirkte juristisches Umdenken. So gaben sich die Aufklärer nicht länger mit einer jenseitigen Erlösung, die eine gottesfürchtige Existenz voraussetzte, zufrieden, sondern forderten ein diesseitiges, selbstbestimmtes Glück. Wenn ein solches durch bestimmte Umstände verhindert werde, so argumentierte etwa Paul Thiry d'Holbach, dann könne es niemandem verwehrt sein, eigenhändig aus dem Leben zu treten: »Der Mensch kann sein Dasein nur unter der Bedingung lieben, daß es glücklich ist. Wenn die gesamte Natur ihm das Glück versagt; wenn ihm seine gesamte Umgebung unerträglich wird; wenn seine düsteren Ideen der Einbildungskraft nur niederschmetternde Bilder vorspiegeln, ist es ihm erlaubt, aus einer Ordnung auszuscheiden...; er kann weder sich selbst noch anderen von Nutzen sein.«[40] Und ganz ähnlich argumentierte Charles de Montesquieu, wenn er schrieb: »Warum soll ich für eine Gesellschaft weiterarbeiten, der ich nicht mehr angehören will? Die Gesellschaft ist auf gegenseitigen Nutzen aufgebaut: wird sie mir zur Last, wer hindert mich daran, ihr zu entsagen?«[41]

Die Philosophen der Aufklärung ließen sich dennoch nicht zu einer Glorifizierung des Suizids hinreißen – und sie stimmten auch nicht in den Chor derer ein, die den anti-

40) D'Holbach, Paul Thiry: System der Natur oder von den Gesetzen der physischen und der moralischen Welt. Frankfurt am Main 1978. S. 244-245.

41) Montesquieu, Charles de: Perserbriefe. Frankfurt am Main 1988. S. 139.

ken Suizid verherrlichten. Vielmehr waren sie der Meinung, dass einige der damaligen Denker, Feldherren und Politiker vollkommen übereilt gehandelt hätten. Selbst Montesquieu, der das Recht auf den eigenen Tod vehement vertrat, äußerte Kritik: »Brutus und Cassius«, so schrieb er, »töteten sich mit einer Übereilung, die gar nicht zu entschuldigen ist; auch kann man diese Stelle ihres Lebens nicht lesen, ohne die Republik zu bedauern, die so verlassen wurde. Cato hatte sich am Ende des Trauerspiels umgebracht; diese fingen es gewissermaßen damit an.«[42] Wenn ein Mensch sich umbringt, dann betrifft diese Entscheidung nicht nur ihn selbst, sondern auch die Gesellschaft. Die Aufklärer, die doch bis heute im Ruf stehen, das autonome Subjekt gefeiert zu haben, hatten bei näherem Hinsehen also durchaus ein Gespür für die Verantwortlichkeit des Einzelnen für die Gesellschaft. So fragt etwa der Materialist La Mettrie: »Welches ist das Ungeheuer, das sich aufgrund eines vorübergehenden Schmerzes seiner Familie, seinen Freunden, seinem Vaterland entreißt mit dem einzigen Ziel, sich den heiligsten Pflichten zu entziehen?«[43]

Das sah man im Lager der politischen Mächte – auch nach dem Ende des *Ancien Régime* – ganz ähnlich wie La Mettrie. Denn wie vormals der Untertan hatte auch der aufgeklärte Bürger seinem Vaterland zu dienen, gleichgültig, ob er unglücklich war oder nicht. Aus diesem Grund wurde der Selbstmord weiterhin geächtet – auch wenn er

42) Montesquieu, Charles de: Betrachtungen über die Größe Roms und die Gründe seines Niedergangs. Herausgegeben und mit einem Nachwort von Leopold Heinemann. Berlin 1930. S. 84.

43) La Mettrie, Julien Offray de: Système d'Epicure. Zitiert nach Minois: Geschichte des Selbstmords. S. 345.

zivilrechtlich längst kein Straftatbestand mehr war. Nach wie vor wurde Selbstmördern von der Kirche das Begräbnis in geweihtem Boden verweigert.

Zwischen Pathologisierung, nihilistischer Vereinnahmung und kulturtheoretischer Deutung – der Suizid im 19. und 20. Jahrhundert

Im 19. Jahrhundert geriet der Suizid immer stärker in den Zuständigkeitsbereich der empirischen Humanwissenschaften. Medizin, Psychiatrie, Soziologie und Psychologie beanspruchten mehr und mehr das wissenschaftliche Hoheitsrecht und setzten an die Stelle abergläubischer Verteufelungen eine vermeintlich medizinisch-neutrale Analyse des Phänomens – eine Analyse, die im Endeffekt aber einer diskriminierenden und schikanösen Pathologisierung der Betroffenen gleichkam und sich insofern nach wie vor im Fahrwasser der landläufigen Verdammung bewegte.[44] So riet ein französischer Arzt im Jahre 1834: »Wendet keinen Trost an, denn er ist unnütz. Seid nicht mit den Melancholikern traurig, eure Traurigkeit würde die ihre unterstützen. Versucht nicht, mit ihnen fröhlich zu sein, es würde sie verletzen. Viel Kaltblütigkeit und, wenn es notwendig ist, Strenge. Eure Vernunft soll ihr Verhaltensmaßstab werden. Eine einzige Saite vibriert noch bei ihnen: die des Schmerzes. Seid mutig genug, sie anzurühren.«[45] Folglich empfahl man eine systematische Isolierung der Kranken sowie eine

---

44) Vgl. Baumann, Ursula: Vom Recht auf den eigenen Tod. Die Geschichte des Suizids vom 18. bis zum 20. Jahrhundert. Weimar 2001. S. 321.

45) Zitiert nach Minois: Geschichte des Selbstmords. S. 459.

Behandlung auf »Rotationsstühlen« oder »Repressionssesseln«, da eine sanfte, einfühlsame Behandlung den Sterbewunsch schlichtweg nicht eindämme. [46]

Doch auch das 19. Jahrhundert bestand nicht aus einer einzigen Denktradition, sondern spaltete sich auf in verschiedene, teils sogar widerstreitende Diskurse. Aus der Perspektive der Nihilisten etwa war der Suizid ein durchaus angemessener Ausgang aus einer Welt, in der man ohnehin viel zu ängstlich am Leben hängt. So schreibt Friedrich Nietzsche:

»[W]arum sollte es für einen altgewordenen Mann, welcher die Abnahme seiner Kräfte spürt, rühmlicher sein, seine langsame Erschöpfung und Auflösung abzuwarten, als sich mit vollem Bewusstsein ein Ziel zu setzen? Die Selbsttödtung ist in diesem Falle eine ganz natürliche nahe liegende Handlung, welche als ein Sieg der Vernunft billigerweise Ehrfurcht erwecken sollte: und auch erweckt hat, in jenen Zeiten, als die Häupter der griechischen Philosophie und die wackersten römischen Patrioten durch Selbsttödtung zu sterben pflegten. Die Sucht dagegen, sich mit ängstlicher Berathung von Aerzten und peinlichster Lebensart von Tag zu Tage fortzufristen, ohne Kraft, dem eigentlichen Lebensziel noch näher zu kommen, ist viel weniger achtbar. – Die Religionen sind reich an Ausflüchten vor der Forderung der Selbsttödtung: dadurch schmeicheln sie sich bei Denen ein, welche in das Leben verliebt sind.« [47]

---

46) Ebd., S. 459.

47) Nietzsche, Friedrich: Menschliches, Allzumenschliches. In: Kritische Studienausgabe. Herausgegeben von Giorgio Colli und Mazzino Montinari. Band 2. München 1988. S. 85.

Doch auch die nihilistische »Umwertung aller Werte« führte zu keiner grundsätzlich neuen Einschätzung des Suizids. So setzte sich die medizinische Pathologisierung sowie die damit zusammenhängende Demütigung der Betroffenen bis in die Mitte des 20. Jahrhunderts fort – und auch die gesellschaftliche Verurteilung riss keineswegs ab. Ein Suizid in der Familie ruinierte automatisch deren Ruf, sodass man bemüht war, etwaige Fälle zu vertuschen,[48] und die Kirche weigerte sich noch bis weit ins 19. Jahrhundert hinein, Selbstmörder in geweihter Erde zu bestatten.

Am Ende des Jahrhunderts begann man jedoch langsam, nach den kulturellen Gründen für Suizidwünsche zu forschen. In seiner 1897 veröffentlichten, noch heute viel beachteten Untersuchung *Der Selbstmord* unterschied Émile Durkheim drei Typen von Suiziden, nämlich erstens den »egoistischen Selbstmord«, den Menschen begehen, die weder in familiäre noch in politische oder religiöse Gruppen integriert sind; zweitens den »altruistischen Selbstmord«, der umgekehrt gerade in solchen Gesellschaften auftaucht, die aufgrund eines hohen Integrationsgrades das Opfer des Einzelnen verlangen; und drittens den »anomischen Selbstmord«, der aus einem gesellschaftlich bedingten Norm- und Sinnverlust resultiert.

Sigmund Freud bot in seiner psychoanalytischen Theorie zwei verschiedene Erklärungsmodelle an. So behauptete er zunächst ganz im Sinne Nietzsches und Schopenhauers, dass der Mensch durch die Kultur zur Verdrängung seiner Triebe gezwungen sei und deshalb seine Aggressivität in der Regel nicht in gewünschter Weise ausleben könne. Daher

---

48) Vgl. Mischler: Von der Freiheit, das Leben zu lassen. S. 118-119.

richte das Ich diese nicht ausgelebte Aggressivität in vielen
Fällen gegen sich selbst. Später nahm er von diesem Erklärungsmodell insofern Abstand, als er dem Menschen einen
Todestrieb zuschrieb, den es im Zuge der Entwicklung zu
verdrängen gelte. Grund für die Selbstzerstörung war also
nicht länger eine unterdrückte Aggression gegen andere,
sondern ein nur unzulänglich verdrängter Trieb. »Das Ziel
allen Lebens«, so schrieb Freud in seinem Aufsatz *Jenseits
des Lustprinzips* von 1920, »ist der Tod«, denn jedes Lebe-
wesen strebe von Beginn an danach, zum anorganischen
Zustand zurückzukehren.[49] Verhindert werden könne diese
selbstzerstörerische Dynamik nur durch kulturelle Betäti-
gung und stabile »Objektbeziehungen«, denn nur auf diese
Weise könne der Trieb von seiner ursprünglichen Richtung
ablassen und in Produktivität verwandelt werden. Um es
kurz zu machen: Für Freud waren unentfremdete Arbeit
und Liebe die Grundpfeiler des menschlichen Lebens – denn
wer nicht geliebt und daran gehindert wird, seine Libido in
eine kulturell wertvolle Tätigkeit zu transformieren, zieht
sich notgedrungen vor der Welt zurück.

»Mit welchem Recht?« Eine Frage mit neuer Brisanz

Mittlerweile scheint die Frage, ob der Suizid prinzipiell zulässig oder unzulässig sei, mehr oder weniger in den Hintergrund getreten zu sein. »[I]st Selbstmord erlaubt?«, fragt der
Ich-Erzähler in Thomas Bernhards Roman *Frost*. »Ich fand

---

49) Freud, Sigmund: Jenseits des Lustprinzips. In: Studienausgabe. Herausgegeben von Alexander Mitscherlich u.a. Band 3. Frankfurt am Main
   2000. S.248.

keine Antwort. Nirgends. Denn die Menschen sind keine Antwort, können keine sein, nichts, was lebt, auch nicht die Toten. Ich vernichte etwas, an dem ich nicht schuld bin ... «[50] In letzter Konsequenz jedoch hat die Frage nach dem Recht auch gegenwärtig nicht an Zündstoff verloren – denn ein Mensch, der sich für seinen Tod entscheidet, ist niemals nur selbst von dieser Entscheidung betroffen. Solange er in einer Gesellschaft lebt, sind Dritte (wenn auch mittelbar) in die individuelle Ausweglosigkeit involviert – und sei es nur, indem sie sich in irgendeiner Weise dazu *verhalten* müssen.

In der Regel entscheiden wir uns dafür und sind sogar gesetzlich aufgefordert, einen Suizid durch unterschiedliche Maßnahmen zu verhindern. In der Bundesrepublik Deutschland ist es etwa gesetzlich vorgesehen, dass suizidgefährdete Menschen zwangsweise in psychiatrischen Kliniken untergebracht und auf diese Weise vor sich selbst geschützt werden. Darüber hinaus sind wir durch den Paragraphen zur unterlassenen Hilfeleistung dazu verpflichtet, einen Menschen zu retten, wenn er sich – ob freiwillig oder nicht – in akuter Gefahr befindet. Doch *mit welchem Recht*, so könnte man an dieser Stelle fragen, wird der Mensch entmündigt, wenn er sich gegen das eigene Leben entscheidet? Zwar gibt es durchaus Fälle, in denen Suizidanten ihren Rettern dankbar sind; doch was ist mit denen, die eine solche »Rettung« als einen Eingriff in die persönliche Freiheit wahrnehmen oder gar nur um den Preis schwerer gesundheitlicher Schädigungen ins Leben zurückgeholt werden können?[51]

---

50) Bernhard, Thomas: Frost. Frankfurt am Main 1972. S. 18.
51) Vgl. Tolmein: Keiner stirbt für sich allein. S. 120-121.

In der Schweiz nun hat man aufgrund dieser Problematik genau die entgegengesetzte Richtung eingeschlagen. Die Dritten treten hier nicht in ihrer althergebrachten Rolle des Retters auf, sondern leisten einem Menschen bei der vermutlich individuellsten, in jedem Fall aber unumkehrbaren Handlung der Selbsttötung praktische Hilfe. Aber auch hier drängt sich die Frage auf: *Mit welchem Recht?* Genauer: Darf ein Mensch, der für sich entscheidet, aus dem Leben gehen zu wollen, eine solche Hilfe überhaupt in Anspruch nehmen? Und: Wie rechtfertigen die Beihelfer, dass sie einem sterbewilligen Menschen den tödlichen Becher reichen, anstatt ihn mit allen zur Verfügung stehenden Mitteln am Suizid zu hindern? Durch Freitodorganisationen wie *Dignitas* oder *Exit* ist die alte moralphilosophische Frage tatsächlich in einer kaum noch zu überbietenden Dringlichkeit wieder auf den Plan getreten – und zwar auch und besonders insofern, als bestimmte Bedingungen darüber entscheiden, wann eine Beihilfe gewährt beziehungsweise verweigert wird. Die Frage, ob ein Suizid durch allgemeingültige Kriterien als gerechtfertigt oder ungerechtfertigt bewertet werden kann, ist aktueller denn je.

II.
»Warum ich sterben will«
Wie objektiv sind die Kriterien für eine Freitodhilfe?

Ich habe nicht manchmal Angstzustände.
Es ist ein Angstzustand, der niemals aufhört.
Das Irrlicht (F 1963 ; R: Louis Malle)

St. Gallen, im März 2005

Sehr geehrter Herr Dr. Mayer,
Sie wollen wissen, warum ich sterben will? Weil ich gar nicht mehr richtig lebe, weil ich nur noch Schmerzen habe im Kopf. Und auf Medikamenten werden sie nur noch schlimmer. Aber nicht nur die Schmerzen. Ich beginne immer mehr zu verstehen, dass ich ein menschenunwürdiges Leben führe. Und das darf doch nicht sein, noch dazu in der reichen Schweiz!...
Meine eigene Familie wusste ja nichts Richtiges anzufangen mit mir. Wir haben kaum geredet miteinander... Ich verließ den elterlichen Hof, um eine bessere Arbeit und ein besseres Leben zu finden. Aber auch diese Hoffnung wurde zerstört. Man hat mich nur ausgenutzt. Und ich schaute dies noch als normal an. Ich habe hart gearbeitet, um recht und schlecht zu überleben... Aber heute weiß ich, dass mein Leben nicht normal war und ist. Und ich habe auch begriffen, dass ich niemals ein normales und menschenwürdiges Dasein haben werde. Also ziehe ich es persönlich vor, aus dem Leben zu scheiden. Freiwillig, aber mit Hilfe, da ich mich selbst zu wenig auskenne, um zu wissen, wie viel und was es braucht, um zu sterben oder um mich abzustellen. Manchmal komme ich mir vor wie eine Maschine, die man ausschalten muss...

St. Gallen, im März 2005

Sehr geehrter Herr Dr. Mayer,

...[e]s ist ein dauernd anhaltender Schmerz, der mich fast zum Wahnsinn treibt, der mir jede Freude am Leben nimmt. Und nehme ich Kopfschmerzmittel, verstärkt es oft noch die Schmerzen. Es ist ein dumpfer Schmerz, der mir den Kopf zermartert, sodass ich nur so dahinvegetiere. Irgendwie merke ich immer mehr, dass ich nie wirklich gelebt habe. Ich existiere bloß. Ich wundere mich selbst, dass ich mich überhaupt noch irgendwie zurechtfinde. Aber nur mit Mühe und natürlich nicht mehr in der Arbeitswelt. Irgendwie mache ich den Haushalt. Aber kochen tue ich kaum noch. Esse oft nur auswärts oder nur kalt. Leider habe ich fast eine Esssucht bekommen. Meine Gedanken kreisen nur ums Sterben. Doch selbst hier versage ich. Seit dem missglückten Suizid habe ich Angst, es wieder zu versuchen. Ich kann einfach nicht verstehen, warum es mir mit dem Föhn am Strom im Wasser nicht gelungen ist. Jetzt denke ich, ich bin nicht normal, dass ich wieder aufgewacht bin. Vielleicht hatte meine Mutter recht. Sie sagte, ich hätte ein starkes Herz. Ja, das Leben ist mir misslungen und das Sterben auch bis jetzt. Ich verstehe überhaupt nichts mehr. Alles ist immer anders gekommen als ich dachte. Ich habe keine Beziehung zu mir selber. Ich habe keine Gefühle mehr. Ich erlebe mich manchmal mehr wie ein Roboter, als wie ein Mensch. Nur denken, fragen tue ich mich immer. Aber die Antworten bleiben oft aus.

St. Gallen, im Mai 2005

Sehr geehrter Herr Dr. Mayer,

jetzt wird es wirklich höchste Zeit, dass ich gehen kann; ich halte es nicht mehr aus vor lauter Kopfschmerzen, Angst, Schuldgefühlen. Ich merke immer mehr, dass ich nicht das *wirkliche Leben leben kann, niemals gelebt habe und niemals werde leben können. Es ist eine sinnlose Existenz, welche man sterben lassen muss.*

Bitte erfüllen Sie Ihr Versprechen so bald als möglich und erlösen Sie mich von meinen Qualen und Ängsten. Das ist wirklich mein voller Ernst und meine inständige Bitte an Sie. Helfen Sie mir bald. Ich halte nicht mehr lange durch!

Mein sehnlichster Wunsch ist es zu sterben, schon seit Jahrzehnten.

Erklären Sie mir bitte Ihre Vorgehensweise, sagen Sie mir jetzt, was ich noch zu tun habe, bevor Sie mir das Medikament verabreichen. Werden Sie dabei sein, wenn ich es nehme, oder wie werden Sie vorgehen? Bitte, ich brauche jetzt bald Erlösung; ich habe auch immer mehr Mühe, um mich zu organisieren.

Was ich schon für Qualen durchgemacht habe, wünsche ich eigentlich niemandem. Also ich wünsche mir nur noch Erlösung!

St. Gallen, im Mai 2005

Sehr geehrter Herr Dr. Mayer,

ich fühle mich immer schlechter, habe immer mehr Schmerzen. Und vor allem merke ich immer mehr, dass ich gar nicht mehr wirklich lebe. Ich bin in einem Trauma, das immer schlimmer wird. Und ich habe endgültig begriffen, dass ich niemals wirklich werde leben können. Also sterbe ich lieber.

Ich habe keine Angst vor dem Tod; er wird ja eine Erlösung für mich sein. Ich spüre schon seit Weihnachten, dass es höchste Zeit ist für mich zu gehen. Es hätte mich gar nicht geben sollen. Ich war von Anfang an ein Fehler. Es gibt nur noch eines, das ich gerne tue: schlafen, schlafen, schlafen. Aber leider erwache ich immer wieder. Und dann habe ich keine Freude am Aufstehen.

Dann muss ich aufstehen. Ich muss in die Natur hinaus. Aber ich empfinde keine Freude an der schönen Natur. Es ist mir alles egal, sogar überdrüssig geworden. Seit mehr als einem Jahr sind meine einzigen Gedanken nur noch: Ich muss jetzt sterben können. Ich lebe nicht mehr. Ich mag mich selbst nicht mehr. Ja, ich kenne mich selbst nicht mehr. Das ist nicht mehr die Frau, die mit ihrem Lebenspartner doch einigermaßen zufrieden war. Es ist wie wenn Heinz meinen Geist und meine Seele schon mitgenommen hätte. Vielleicht wartet er ja auf mich.

St. Gallen [ohne Datum]

Dr. Mayer,
bitte schreiben Sie das Rezept aus, dass die Exit mich in den Tod begleiten kann! Am liebsten wäre es mir, wenn Sie es selbst tun würden. Ich bestätige nochmals, dass es mein eigenster innigster Wunsch ist, jetzt sterben zu können. Ich bedanke mich im Voraus für all Ihre Mühe und Ihr Verständnis.

Die Akte von Susanna Schönburg ist ausgesprochen umfangreich. Neben dem Gutachten Dr. Mayers, aus dem diese Briefausschnitte stammen, finden sich zahlreiche Psychiatrie-, Therapie- und Gesprächsberichte sowie mehrere ausgefüllte *Exit*-Formulare darin. Der Aktendeckel ist mit einem roten Punkt versehen. Frau Schönburg ist also schon tot und ihre Akte geschlossen. Gestorben ist sie an einem Freitag im Oktober 2005. Ihr Tod, so ist aus dem beiliegenden »Zeitrapport« zu ersehen, wurde um kurz nach zwei Uhr mittags durch den Freitodbegleiter Werner Kriersi festgestellt.

Susanna Schönburg ist einer der ersten und bislang wenigen psychisch kranken Menschen, die durch *Exit* bei ihrem Suizid unterstützt wurden. Aufgrund eines skandalträchtigen Falles im Jahre 1999 – es handelte sich um eine Frau aus der Schweizer *High Society*, die aufgrund des gesellschaftlichen Drucks am Ende nicht begleitet worden war – hatte die Organisation entschieden, nur bei eindeutig somatischen Leiden Suizidbeihilfe anzubieten. Im Herbst 2004 lockerte der Vorstand dieses selbst auferlegte Moratorium und beschloss, dass Menschen, die psychisch litten, in demselben Maß Anspruch auf Beihilfe hätten wie körperlich kranke Menschen.

Helfen lassen kann sich bei *Exit* jeder Mensch, der an einer »unzumutbaren Behinderung« leidet und einen »dauerhaften«, »wohlerwogenen« und »autonomen« Sterbewunsch hat. Voraussetzung für eine Suizidassistenz ist folglich nicht eine unumkehrbar tödlich verlaufende Krankheit, sondern lediglich eine Einschränkung des eigenen Lebens, die ein urteilsfähiger Mensch dauerhaft und ohne Einflüsse Dritter als unerträglich empfindet. Insofern versteht sich *Exit* auch nicht primär als eine *Sterbe*hilfeorganisation, sondern als eine *Freitod*hilfeorganisation. Ihre Hilfe beschränkt sich nicht darauf, den ohnehin schon eingeleiteten Prozess des Sterbens zu befördern, sondern einem Menschen, der unter Umständen noch Jahre leben könnte, bei seinem selbst gewählten Tod zu assistieren.

Insofern ist die Entscheidung, psychisch Kranke nicht länger von einer Beihilfe auszuschließen, durchaus konsequent – und diese Konsequenz lässt das grundsätzliche Problem einer solchen Assistenz umso deutlicher hervortreten: Denn was genau heißt es, dass jemand sich aufgrund einer

»unzumutbaren Behinderung« an eine Organisation wie *Exit* wendet? Was ist eine »unzumutbare Behinderung«? Ist dies in letzter Konsequenz ein subjektives Kriterium? Wenn tatsächlich die Meinung des Betroffenen ausschlaggebend ist – wie wäre dann eine Beihilfe zu rechtfertigen? Bräuchte diese nicht ein Mindestmaß an Objektivität und Nachvollziehbarkeit, um ihre moralische Integrität zu wahren?

Die *Exit*-Mitarbeiter sind sich dieser prekären Situation durchaus bewusst. »Ich würde es ethisch für nicht verantwortbar halten«, meint etwa Pressesprecher Andreas Blum, »wenn nicht zuerst abgeklärt würde, ob nicht irgendwo doch ein Ausweg aus einer fundamental-existenziellen Krise möglich ist.« *Exit* gerate auf diesem Wege, so schränkt er ein, jedoch leicht in einen Selbstwiderspruch, denn »der zentrale Begriff für uns ist ja das Selbstbestimmungsrecht«. Dieses Recht werde aber offensichtlich mit Füßen getreten, wenn man den Kranken allzu sehr bevormunde und seine subjektive Ausweglosigkeit infrage stelle. »Das mündet dann sehr schnell in eine Haltung der Bevormundung, in eine Art des gut gemeinten Paternalismus, der in fundamentalem Widerspruch steht zum Autonomieprinzip.« Einerseits geht es darum, das Selbstbestimmungsrecht – und das heißt: die subjektive Einschätzung des eigenen Leidens – zu respektieren. Auf der anderen Seite jedoch muss geprüft werden, ob Alternativen zum Suizid existieren, ob der Kranke seine Lage tatsächlich realistisch und objektiv einschätzt.

Einen Ausweg aus dieser Schwierigkeit sieht die Organisation in einer gewissenhaften Überprüfung der oben genannten Bedingungen. Wenn der Sterbewillige seinen Wunsch tatsächlich »dauerhaft«, »wohlerwogen« und »autonom« vertrete, dann könne er auch beurteilen, ob seine

»Behinderung« tatsächlich »unzumutbar« sei. Ob diese Bedingungen erfüllt sind, wird durch ein oder mehrere ärztliche Gutachten, die über den körperlichen Zustand und die Urteilsfähigkeit des Betreffenden Auskunft geben, sowie durch ein obligatorisches »Erstgespräch« zwischen dem Sterbewilligen und einem *Exit*-Mitarbeiter festgestellt. In diesem Gespräch muss der Antragsteller die Gründe für seine Entscheidung und seine derzeitige Situation darlegen. Die Freitodbegleiterin Elsa Grünthal, eine schlanke Frau mit feinen Gesichtszügen und langen, grauen Haaren, erklärt ihr Vorgehen in diesen Gesprächen wie folgt: »Ich möchte wissen, wie die Situation des Betreffenden ist, wie einschränkend, wie schmerzvoll sein Zustand ist. Und wie ist das Verhältnis zum Aus-dem-Leben-Gehen? Sind die Dinge geordnet, braucht es noch Zeit, brauchen die Angehörigen noch Zeit? Gibt es noch Möglichkeiten, Schmerzen zu lindern? Gibt es noch Möglichkeiten, trotz der unheilbaren Krankheit eine verbesserte oder zumutbare Lebensqualität zu haben?«

In manchen Fällen folgen weitere Gespräche. Elsa Grünthal erzählt, dass sie nach Möglichkeit auch die Angehörigen einbinde, denn häufig sei dies die einzige Gelegenheit, bei der ein wirklicher Austausch stattfinde. Sie selbst lege großen Wert darauf, dass die Entscheidung des Sterbewilligen von Freunden und Verwandten mitgetragen werde: »Es ist ganz wichtig, dass die, die weiterleben und einen Menschen verlieren, akzeptieren, dass jemand sein Leben verkürzt.« Doch wenn dies aus irgendwelchen Gründen nicht gelinge, so fügt die hauptberufliche Psychologin hinzu, dann »gilt zu respektieren, dass derjenige, der sterben will, sein eigentliches Entscheidungsrecht wirklich hat«. Nach diesen

Gesprächen bleibe sie mit den Leuten telefonisch in Kontakt, »bis der Zeitpunkt da ist, wo jemand ganz klar sagt: ›Ich möchte gerne, dass Sie vorbeikommen. Es ist jetzt Zeit.‹«

Auch Dr. Norbert Mayer hat sich mit Susanna Schönburg sieben Mal persönlich getroffen, um die Konstanz, Autonomie und Wohlerwogenheit ihres Wunsches zu überprüfen. Das Gutachten über ihre Urteilsfähigkeit lag ihm bereits vonseiten der behandelnden Psychotherapeutin vor und fiel positiv aus. Derart häufige Treffen sind bei *Exit* jedoch nicht die Regel. Oft findet nur das erste Gespräch von Angesicht zu Angesicht statt, die darauf folgenden Kontakte erfolgen meist telefonisch. Der *Exit*-Vorstand begründet dies durch den möglichen Druck, den erzwungene weitere Treffen auf den kranken Menschen ausüben könnten. Aus diesem Grund liege die Initiative für weitere Gespräche allein bei dem betreffenden Menschen, nicht aber bei den *Exit*-Mitarbeitern. Darüber hinaus, so fügt Andreas Blum hinzu, reiche in eindeutigen Fällen – also dann, wenn eine tödlich verlaufende, überaus schmerzvolle Krankheit der Grund für einen Sterbewunsch sei – zumeist »ein vertiefendes Gespräch« aus, um sich von der Dringlichkeit des Wunsches zu überzeugen. Man müsse es ja auch nicht »komplexer machen, als es ist«. Ihm zufolge liegt das Problem eher darin, dass man den Leidenden in der Regel das Recht auf Selbstbestimmung verweigert; und deshalb komme es darauf an, ihnen zu diesem Recht zu verhelfen. Dies gelte auch für psychisch kranke Menschen, denn entgegen der landläufigen Meinung besäßen sie oft sehr wohl die notwendige Urteilsfähigkeit, um ihr Leiden zu erkennen und dann den Entschluss zu fassen, dass ihr Leben nicht mehr lebenswert sei. Natürlich gebe es Todeswünsche, die ein Symptom, ein direkter Ausfluss der psychischen Krankheit seien. Doch das sei längst nicht immer der Fall, wie wissenschaftliche Untersuchungen gezeigt hätten. Auf der Basis dieser von *Exit* in Auftrag gegebenen Untersuchungen habe die Organisation das Moratorium gelockert.

Werner Kriersi, der Susanna Schönburg im Herbst 2005 in den Tod begleitete, verteidigt den Beschluss ebenfalls. Seit seiner Pensionierung arbeitet der ehemalige Pfarrer als Begleiter bei *Exit*. Bis 2006 war er Vizepräsident der Organisation sowie Leiter der Abteilung Freitodbegleitung. In dieser Funktion (die mittlerweile der Freitodbegleiter Walter Fesenbeckh, auch er ein ehemaliger Pfarrer, übernommen hat) oblag ihm die Aufgabe, das Protokoll des Erstgesprächs und die ärztlichen Gutachten auf die genannten Bedingungen hin zu überprüfen. Die sogenannte »Leitung FTB« ist somit die Instanz, die über die Möglichkeit oder Unmöglichkeit einer Begleitung befindet – falls keine medizinischen, rechtlichen oder ethischen Fragen offenbleiben, die an vom Vorstand bestimmte Fachpersonen oder an die Ethikkommission[52] weitergeleitet werden müssen. Man könne bei psychischen Fällen nie mit Sicherheit sagen, erklärt Werner Kriersi, ob es sich tatsächlich um ein unheilbares Leiden handle. »Wir müssen mit dem Risiko leben, dass noch Möglichkeiten da gewesen wären.« Es gebe aber nun einmal Menschen, so fügt er hinzu, die zehn, zwanzig, dreißig Jahre Therapieerfahrung besäßen und trotzdem an ihrem Sterbewunsch festhielten. Die keinen Sinn mehr in ihrem Leben sähen

---

[52] Dieser Kommission gehören ein Strafrechtsprofessor, ein Ethiker, zwei Ärzte sowie Walter Fesenbeckh, Werner Kriersi und Andreas Blum an; einer der beiden Ärzte stellt hin und wieder Natrium-Pentobarbital-Rezepte für die Organisation aus, führt jedoch keine Begleitungen durch.

und absolut therapieresistent seien. Überhaupt müsse die Psychiatrie, meint Werner Kriersi, ihren Heilungsanspruch zurückschrauben, denn es gebe Leiden, die sich nicht therapieren ließen. Indem die Ärzte den Leuten zu vermitteln versuchten, ihre Krankheit sei heilbar, weckten sie Schuldgefühle: »Viele Patienten werden direkt und indirekt mit haftbar gemacht, dass die Psychiatrie ihnen gegenüber nicht erfolgreich ist. Das ist eine zusätzliche schwere Belastung. Die Psychiatrie müsste wesentlich bescheidener werden. Und auch viel zurückhaltender mit Medikamenten.« Die Kranken lebten permanent hinter einer Scheibe, ihre Körper würden durch die Nebenwirkungen aufgebläht. Statt die Patienten auf diese Weise mit Medikamenten stillzustellen und ihnen vorzugaukeln, sie könnten gesund werden, wenn sie nur regelmäßig ihre Pillen einnähmen, sollte ihnen klargemacht werden, dass sie sich mit ihrer Krankheit arrangieren müssten: »So wie ein Mensch im Rollstuhl nicht den Anspruch erheben kann, dass er aufs Matterhorn steigt. Er muss sein Leben nach seiner Rollstuhlsituation und -existenz ausrichten können, einen entsprechenden Beruf wählen, eine entsprechende Freizeitbeschäftigung; und wenn ich mir das Leben eines psychisch Schwerkranken vorstelle, dann bin ich überzeugt, dass etliche mit diesen schweren psychischen Krankheiten sich im Leben sinnvoller und fruchtbarer einrichten könnten.«

Eine solche »Ästhetik des Scheiterns« oder gar die Akzeptanz von Todeswünschen sei in unserer »Hochleistungsgesellschaft« jedoch vorerst nicht gegeben, meint auch jener Arzt, der den Fall Susanna Schönburg betreute. Dr. Norbert Mayer ist selbstständiger Psychiater und arbeitet seit fünf Jahren eng mit *Exit* zusammen. Er führt Gespräche, schreibt die notwendigen Gutachten und stellt im Fall eines »positiven« Entscheids das Rezept für das tödlich wirkende Medikament Natrium-Pentobarbital aus. Unsere Gesellschaft, meint Norbert Mayer, rücke den funktionierenden Menschen in den Vordergrund und akzeptiere landläufig eher die Aggression als die Depression. Der Suizid sei nach wie vor tabuisiert, was dazu führe, dass Menschen ihre Todeswünsche verheimlichten. Er selbst versuche dagegen immer, Gespräche über Suizidalität zuzulassen, ohne direkt mit einer Einweisung zu drohen – was interessanterweise dazu führe, dass Männer wie Frauen oft von sich aus von ihrem Wunsch zurückträten. Dennoch gebe es Fälle, in denen der Todeswunsch trotz zahlreicher Gespräche bestehen bleibe. So sei es »einfach eine Tatsache, dass auch Menschen mit psychischen Störungen durchaus als unheilbar bezeichnet werden können«. Sie müssten damit leben, in regelmäßigen Abständen schwerste Depressionen zu bekommen, was das Leben für viele Betroffene vollkommen entwerte.

Wer aber bestimmt in letzter Konsequenz, ob ein depressiver Zustand tatsächlich eine »unzumutbare Behinderung« darstellt? Wo genau wäre die Grenze zu ziehen? Was geschieht, wenn jemand aufgrund des Dahinscheidens eines geliebten Menschen keinen Sinn mehr im Leben sieht? Handelt es sich in einem solchen Fall tatsächlich um einen akzeptablen Todeswunsch? Für Werner Kriersi ist dem offensichtlich nicht so – denn er lehnte die entsprechende Bitte eines Mannes, dessen Frau gerade im Begriff war, sich von *Exit* begleiten zu lassen, strikt ab. »Herr Doderer«, so schreibt er in seinem Gesprächsbericht, »würde am liebsten gemeinsam mit seiner Frau sterben, obwohl er, abgesehen von einigen Alterskrankheiten, besser gesagt, Altersbeschwerden, gesund ist. Eine Rezeptausstellung halte ich für ausgeschlossen.«

Bei körperlichen Krankheiten stellt sich diese Problematik, die subjektive und objektive Bewertung eines Leidens aufeinander abzustimmen, häufig nicht in einer solchen Schärfe. Ein Sterbewunsch wegen eines terminalen, schmerzhaften Krebsleidens ist für Außenstehende wesentlich leichter nachzuvollziehen, als wenn es sich um ein psychisches Leiden handelt. Die 40-jährige Eva Welsch zum Beispiel litt an einem weit fortgeschrittenen metastasierenden Mammakarzinom. Eine Heilung des Grundleidens war dem Arztbericht zufolge ausgeschlossen, weshalb Frau Welsch weitere Chemotherapien abgelehnt hatte. Ihre verbleibende Lebenszeit schätzte der Arzt als überaus kurz ein. Seine Frau, so schrieb Günther Welsch in seiner Antragsbegründung, habe vor zwei Jahren den schmerzhaften Krebstod ihrer Mutter miterleben müssen – und daher sei es ihr größter Wunsch, schnell und schmerzfrei zu sterben. Zum Zeitpunkt der Antragstellung war Eva Welsch noch kein Mitglied bei *Exit*, was eigentlich Voraussetzung für eine Beihilfe ist. Da der Fall jedoch als eindeutig eingeschätzt wurde und darüber hinaus im Vorstand seit einiger Zeit die Meinung vertreten wird, dass es inhuman sei, einen Menschen nur aufgrund eines noch fehlenden Mitgliedsausweises weiter leiden zu lassen, leitete die Geschäftsstelle umgehend das Beitrittsverfahren ein. An einem frühsommerlichen Vormittag des Jahres 2006 trank Eva Welsch das Natrium-Pentobarbital. Vier Minuten später schlief sie ein. Nach weiteren elf Minuten stellte der Freitodbegleiter ihren Tod fest.

Doch auch unter den somatischen Krankheiten gibt es Fälle, bei denen die Nachvollziehbarkeit des Sterbewunsches an Grenzen stößt. Wie etwa ist es um den Todeswunsch eines alten Menschen bestellt, der zwar an den unterschiedlichsten Gebrechen leidet, aber durchaus noch Jahre leben könnte? Elisabeth Weber zum Beispiel, eine über achtzigjährige Frau, hatte bereits einige Hirnschläge erlitten und fühlte sich durch Schwindelanfälle, nachlassende Sehkraft und Herzkreislaufstörungen schwer beeinträchtigt. Darüber hinaus war ihr Mann im vorangegangenen Jahr gestorben. Ihr Sohn, der sie regelmäßig besuchte und sich um sie kümmerte, versuchte sie zu ermuntern. Doch die alte Frau ließ sich nicht mehr umstimmen. »Möchte nicht mehr leben, u. möchte gerne sterben«, schreibt sie an die Organisation, denn im Krankenhaus habe man nun zusätzlich noch ein beginnendes Parkinson und einen Tumor im Gehirn festgestellt. »Möchte diese Krankheiten nicht mehr abwarten. [...] Lege ein Antwort-Couvert bei. Mein Ehemann ist leider im März gestorben. Freundlich grüsst Elisabeth Weber.« *Exit* begleitete sie im Frühjahr 2006 in den Tod. In ihrer Akte, die ordnungsgemäß den roten Punkt trägt, befindet sich unter anderem die obligatorische *Begleiter-Checkliste*, auf welcher die Freitodhelfer Angaben zur Situation des Kranken zu machen haben. Diese Angaben lauten im Falle Elisabeth Webers wie folgt:

Urteilsfähigkeit vorhanden	*Ja*
Hoffnungslose Krankheit	*Nein*
Unerträgliche Beschwerden	*Nein*
Unzumutbare Behinderung	*Ja (nur zum Teil)*
Therapieresistente Schmerzen	*Nein*

Schluckfähigkeit	Ja
Pflegefall	Nein
Wohnt in Alters- oder Pflegeheim	Nein
Hospitalisiert	Nein
Permanente Infusion	Nein
Privatlogis vorhanden	Ja
Krankheitsbedingte Depressionen	Ja
Lebensmüde	Ja
Fremdbestimmung ausgeschlossen	Ja
Angehörige an FTB anwesend	Ja
Behandelnder Arzt über FTB informiert	Teils

Frau Weber litt weder unter einer hoffnungslosen Krankheit, noch hatte sie unerträgliche Schmerzen – und eine unzumutbare Behinderung lag nur »zum Teil« vor. Ob sie sich anders entschieden hätte, wenn ihr Mann noch am Leben gewesen wäre, kann niemand sagen. Deutlich wird an diesem Beispiel jedoch, dass die Grenze zwischen körperlichen und seelischen Leiden in vielen Fällen nicht eindeutig gezogen werden kann – was zu der immensen Schwierigkeit führt, den Krankheitszustand des Betreffenden richtig einzuschätzen. Noch schwerer fällt eine Beurteilung, wenn der Sterbewunsch sich überhaupt nicht auf eine körperliche Krankheit gründet, sondern vollständig auf ein psychisches Leiden zurückgeht. So schreibt Jean Améry:

»Die objektiven Sachverhalte gehen ihn [den Sterbewilligen] nichts an. Er verspürt nicht etwa Ablagerungen von Materie in den Herzgefäßen, sondern er hat ›einen Druck auf der Brust‹, den nur er kennt und von dem die anderen, einschließlich seiner Ärzte, nichts wissen. Sein Ich, aus dem er verstandesmäßig heraustreten kann, indem er den Fachleuten glaubt und nun mehr oder minder gut weiß, was sich objektiv in seinem Körper ereignet, bleibt zugleich auch hermetisch in sich eingeschlossen und verweigert jedermann den Zutritt: die Übersetzung aus der objektiven Sprache in die des Subjekts kann niemals vollkommen gelingen.«[53]

Wenn es Suizidwünsche gibt, die sich einer objektiven Beurteilung mindestens teilweise entziehen – wäre es dann nicht besser, den entscheidenden Akt dem Suizidanten selbst zu überlassen? Warum wendet sich ein Mensch, der sich prinzipiell selbst töten könnte, überhaupt an eine Organisation wie *Exit*? »Weil wir ihm die Sicherheit geben«, antwortet Andreas Blum, »dass er auf humane Weise aus diesem Leben gehen kann. Wenn Sie an all die zahlreichen, gescheiterten Suizidversuche denken, mit zum Teil irreversiblen Schädigungen für das sogenannte Weiterleben, ist das wohl der entscheidende Grund. Ich gehe zu *Exit*, weil ich weiß: Sie helfen mir. Ich bekomme das Barbiturat, ich nehme das ein, in fünf bis zehn Minuten schlummere ich ein, und in spätestens einer Stunde bin ich tot. Ich bestimme den Zeitpunkt, und alles geschieht ohne Schmerzen, ohne Qualen in einer menschenwürdigen und menschengerechten Atmosphäre. Ich denke, das ist der Hauptgrund.«

Susanna Schönburg hatte einen Haartrockner in ihre Badewanne fallen lassen. »Da ihr Sterbewunsch weiter bestand und sie Angst hatte, einen weiteren untauglichen SV [Suizidversuch] zu unternehmen«, so schreibt Dr. Mayer

53) Améry, Jean: Hand an sich legen. Diskurs über den Freitod. Stuttgart 1992. S. 45.

in seinem Gutachten, »wandte sie sich an *Exit* in der Hoffnung, so endlich ihrem Leben ein sicheres Ende bereiten zu können.« Doch ihre Bitte um Beihilfe hatte nach Meinung des Psychiaters noch eine weitere Ursache: Aufgrund ihres tiefen Minderwertigkeitsgefühls lebte sie in dem Glauben, vollständig von anderen abhängig zu sein – eine Abhängigkeit, die sich anscheinend auch auf ihren Sterbewunsch erstreckte: »Die Persönlichkeit der Patientin wird durch eine große Abhängigkeit dominiert. Die eigenen Bedürfnisse und Wünsche werden meist denen anderer untergeordnet. Die vage Hoffnung, durch Gehorsam, Willfährigkeit und Anpassung, insbesondere auch im sexuellen Bereich Zuwendung und Respekt zu erlangen, stellt sich als illusionär und unerfüllbar heraus ... Ihre Autonomiebemühungen sind bisher mehr oder weniger erfolglos geblieben, was die Selbstwertproblematik noch zusätzlich verstärkt. Als einziger wirklich konstanter Ausdruck ihrer Autonomie ist ihr Todeswunsch zu bewerten. Aber selbst da bringt sie es nicht selber zustande, sich das Leben zu nehmen, und hängt von der Hilfe anderer ab.«

Die Tatsache, dass Susanna Schönburg sich an *Exit* wandte, hatte also nicht nur praktische Gründe; durch die in Anspruch genommene Hilfe versicherte sie sich abermals ihrer gefühlten Minderwertigkeit und Abhängigkeit. In Fällen wie diesem ist die Organisation also nicht einfach nur ein Instrument in der Hand des Sterbewilligen, ein neutrales Werkzeug, dessen sich jemand bedient, der selbstbestimmt aus dem Leben gehen möchte, sondern ihre Inanspruchnahme ist *auch* ein Symptom des grundsätzlichen Leidens. Hat die Organisation also ungewollt das fundamentale Trauma Susanna Schönburgs bestätigt? Aber was wird dann aus dem Kriterium der Wohlerwogenheit, wenn doch die Bitte um Suizidbeihilfe nicht nur das Ergebnis einer rationalen Betrachtung des eigenen Leidens ist, sondern auch der Effekt einer schwerwiegenden psychischen Störung? Und hängt nicht, so könnte man weiter fragen, auch Frau Schönburgs *grundsätzlicher* Sterbewunsch zumindest in Teilen mit dieser Störung, das heißt mit ihrem fundamentalen Minderwertigkeitsgefühl zusammen? »Es hätte mich gar nicht geben sollen. Ich war von Anfang an ein Fehler.«

Andererseits: Ist die Vermutung, dass sich Susanna Schönburgs Bitte vielleicht doch nicht klar und eindeutig von ihrem psychischen Leiden abgrenzen lässt, schon ein hinreichendes Argument dafür, die Begleitung durch *Exit* im Nachhinein zu verurteilen? Frau Schönburg befand sich mehrmals in psychiatrischen Kliniken, ließ sich neurologisch untersuchen, bekam Schmerzmittel, Betablocker, Migränemittel sowie Antidepressiva verschrieben, und sie befand sich zehn Jahre lang in psychotherapeutischer Behandlung. All das hatte keinen Erfolg. Die »soziale und emotionale Deprivation« (Dr. Norbert Mayer) war offenbar zu massiv, als dass sich Susanna Schönburgs Leben noch einmal hätte aufhellen können. »Ich mag mich selbst nicht mehr. Ja, ich kenne mich selbst nicht mehr«, hatte sie geschrieben. Und in ihrem letzten Brief heißt es: »Ich bestätige nochmals, dass es mein eigenster innigster Wunsch ist, jetzt sterben zu können.« Ist nicht die Tatsache, dass Susanna Schönburg die letzten Minuten ihres Lebens gemeinsam mit Norbert Mayer und Werner Kriersi verbringen konnte, letztlich akzeptabler als die Vorstellung, dass sie allein einen weiteren Selbstmordversuch unternommen hätte? Warum ist ein Tumor als Ursache für einen Sterbewunsch annehmbarer als ein andauernder, unerträglicher »Druck auf der Brust«? Ist nur das, was wir auf einem Röntgenbild sehen können, eine unzumutbare Behinderung?

Bislang haben wir nur – soweit das einem Außenstehenden möglich ist – die Motivlage der Sterbewilligen in den Blick genommen. Im nächsten Kapitel sollen die Freitodbegleiter betrachtet werden. Wie beschreiben sie ihre Tätigkeit? Was veranlasst sie, fremden Menschen beim Suizid zu helfen? Und: Was sagt eine solche Hilfe, die nicht nur der Einzelne vor sich selbst rechtfertigt, sondern gesamtgesellschaftlich legitimiert wird, über das Verhältnis zwischen Gesellschaft und Individuum aus? Wie verändert sich eine Gesellschaft, die ihren Mitgliedern den Suizid erleichtert?

III.
Die »anderen«
Ist die Beihilfe zum Suizid ein humaner Akt?

Wenn Elsa Grünthal vom Sterben erzählt, rückt man unweigerlich ein Stück näher. Nicht, weil die zierliche Frau sehr leise spricht, sondern weil ihre Geschichten etwas Wärmendes, Tröstendes an sich haben. Zum Beispiel die Geschichte von Alfred. Alfred war Bäckermeister und ein verspielter, leidenschaftlicher Mensch, der die letzten zwei Jahre seines Lebens in einem Altenheim verbrachte. Er hatte einen Hirnschlag erlitten und konnte nicht mehr richtig laufen, das Heim wurde notgedrungen seine Welt. Schnell erschien ihm diese Welt zu klein, zu einsam und vor allem zu aussichtslos. Und so entschloss er sich im Alter von 90 Jahren, mithilfe von *Exit* aus dem Leben zu gehen. Seine beiden Töchter, sein Sohn und seine beiden Lieblingspflegerinnen waren gekommen. »Er hat noch ein wenig mit ihnen geflirtet und Händchen gedrückt, das war eine ganz berührende Situation.« Nachdem die Pflegerinnen das Zimmer verlassen hatten, setzte Walter das Natrium-Pentobarbital an die Lippen, trank und verabschiedete sich: »Tschüs z'samme, ich goh jetzt.« Dann, sagt Elsa Grünthal, »hat er seine Bettdecke genommen, hat sie unter den Arm geklemmt, sich auf die Seite gelegt, das Kissen zurechtgerückt und ist mit dem Rücken zu uns, mit dem Kopf zur Wand, die Beine angezogen, eingeschlafen.« Seine Pflegerinnen erzählten nachher, dass Walter immer so geschlafen habe; die embryonale Stellung sei seine liebste gewesen. »Das Sterben«, meint Frau Grünthal, »ist eine Verdichtung des Lebens im Weggehen. Jeder Mensch stirbt in seiner Wesensart.«

Es sei nicht immer so, dass die Angehörigen im Raum blieben, wenn der Betroffene das Natrium-Pentobarbital zu sich nehme. »Manche ertragen es nicht.« Und natürlich sei es auch nicht immer der Fall, dass der Betroffene den Becher so zügig leere wie Walter. »Da gibt es Menschen, die sagen: Jetzt nehm ich's. Dann gibt es andere, die warten, und irgendwann mal trinken sie's.« Manchmal komme es auch vor, dass der Kranke das Mittel gar nicht mehr selbst trinken könne, sondern eine Infusion brauche. »Viele Krebskranke essen seit Wochen nichts mehr, werden künstlich ernährt und können nicht mehr schlucken, weil sie alles erbrechen.« Natürlich dürfe die Infusion nicht durch den Freitodbegleiter eingeleitet werden. Nicht nur in Deutschland, auch in der Schweiz sei aktive Sterbehilfe verboten, weshalb der Betroffene einen kleinen Hahn betätigen und das tödliche Medikament auf diese Weise in seinen Körper gelangen lassen müsse. Nach der Einnahme, etwa nach fünf Minuten, falle man in einen komatösen Schlaf. Was die Sterbewilligen in diesen Minuten täten? »Sie erzählen, sie verabschieden sich, bedanken sich, oder sprechen darüber, wo sie hingehen. Man sagt die letzten Dinge.« Elsa Grünthal schaut etwas gedankenverloren auf ihre Hände. Dann hebt sie den Blick wieder und sagt: »Es gibt aber auch andere, die schweigen und warten. Und es ist Schweigen da. Bis jemand wegschläft.«

Manche verabschiedeten sich von ihren Angehörigen noch vor der Einnahme, um mehr Zeit zu haben. Andere erst danach, »je nachdem, wie nahe und körperlich die Beziehungen sind«. Ob sie selbst noch etwas sage? Das hänge sehr davon ab, was für ein Verhältnis sie zu dem Sterbenden habe. »Es kann eine Profession bleiben, in einem achtsamen, sorgsamen, respektvollen Abstand, es kann aber auch eine warme, ganz herzliche, auch freundschaftliche Beziehung sein.« Nein, sie bleibe trotzdem immer beim »Sie«. Berührungen? Ja, das komme durchaus vor. Aber wenn die Angehörigen anwesend seien, dann gehe sie »eher so in die Ecke des Raums«, halte sich im Hintergrund; es sei denn, die Angehörigen bräuchten ihre Hilfe.

Wenn der Kranke eingeschlafen sei, dauere es je nach körperlichem Zustand noch weitere zehn, zwanzig oder gar dreißig Minuten, bis die Atmung aussetze. Während dieser Minuten sei sie gewissermaßen mit den Angehörigen allein. »Das sind häufig sehr stille, sehr intime Momente. Manchmal auch sehr emotionalisierte Trauersituationen, Verzweiflung darüber, dass jemand geht, dass jemand so krank geworden ist. Warum er? Warum sie? Wie soll ich als Partner, der seinen Liebsten verloren hat, weiterleben?«

Ob sie derartige Szenen manchmal auch traurig machten? Ja, natürlich. »Es geht ein Mensch weg, und es geht damit ein Stück seiner speziellen Geschichte, seiner Wesensart.« Manchmal müsse sie ein bisschen weinen, meistens aber erst, wenn sie das Haus verlassen habe. Die meisten Menschen hätten ja den Wunsch, zu Hause zu sterben, nur selten begleite sie jemanden in der Geschäftsstelle. In jedem Fall habe sie sich angewöhnt, ihr Auto in einigem Abstand zu parken. Sie müsse »weggehen« können.

Was ihr ganz persönliches Motiv sei, Menschen bei ihrem Freitod zu helfen? Elsa Grünthal faltet die Hände und hält einen Moment inne. Dann antwortet sie leise: »Wenn jemand an die Grenze kommt, gelten normale Denkmuster nicht mehr. Es gilt eine andere Ordnung. Ich spüre diese

Transformation, und sie gibt mir einen anderen Bezug zum Leben, da ich ja weiterlebe. Sie gibt mir mehr Sorgfalt und eine stärkere Bindung zu den Menschen.«

Elsa Grünthal ist eine der wenigen mir bekannten Freitodbegleiter, die auf die Frage nach den persönlichen Motiven eine freimütige Antwort geben. Tatsächlich ist diese Frage überaus heikel: So leuchtet es zwar ein, dass jeder Freitodbegleiter Gründe für seine Tätigkeit haben muss. Gefährlich würde es aber, wenn diese Gründe im Vordergrund – oder besser: in einem nicht weiter thematisierten, aber umso wirkmächtigeren Hintergrund – stünden und sich der Begleiter durch seine Arbeit allzu sehr befriedigt fühlte. Eine Zuspitzung erfährt diese Problematik durch das Gesetz – denn Suizidbeihilfe ist in der Schweiz nur dann erlaubt, wenn keine selbstsüchtigen Motive vorliegen. Aus diesem Grunde verdient Elsa Grünthal – wie alle anderen Freitodbegleiter auch – für ihre Tätigkeit bei *Exit* kein Geld: Würde sie entlohnt, wäre die gesetzliche Legitimation nicht gewährleistet. Freitodbegleiter arbeiten ehrenamtlich – was allerdings die Frage nach der Motivation nur umso dringlicher sein lässt. Denn warum setzen sich Menschen freiwillig und ohne jedes materielle Interesse Situationen wie diesen aus? Was treibt sie dazu, ihre freie Zeit damit zu verbringen, Sterbenskranken oder Verzweifelten beim Suizid zu assistieren?

Die Freitodbegleiter antworten auf diese Frage zumeist, indem sie nachdrücklich und entschieden auf ideelle Motive hinweisen. Es gehe darum, das Selbstbestimmungsrecht des Einzelnen zu stärken – ein Recht, das den Menschen im Leben zwar zugestanden werde, nicht aber, wenn es um den eigenen Tod gehe. Und dass man sich für dieses Recht einsetze, sei nicht nur grundsätzlich human, sondern sogar mit einer religiösen Weltsicht vereinbar, meint etwa der ehemalige Pfarrer Werner Kriersi: »Ich vertrete ein partnerschaftliches, humanes, menschenfreundliches Gottesbild, wie ich es beim jungen Juden Jesus von Nazareth gefunden habe. Ich verstehe mich in einer Partnerschaft zu dieser göttlichen Realität. Mit einer wunderbaren, eigenen Freiheit und Eigenständigkeit.«

Der Freitodbegleiter Walter Fesenbeckh, jener pensionierte Pfarrer, der seit 2006 das Amt des FTB-Leiters von Werner Kriersi übernommen hat, formuliert seine Position noch etwas schärfer: »Wenn jemand sich aufgrund einer Alzheimer- oder Demenzdiagnose dazu entscheidet, diesen subjektiv unwürdigen Zustand nicht mehr erleben zu wollen, dann ist es meine ethische und auch religiöse Pflicht, Respekt zu haben vor dem Wunsch dieses Menschen.« Für ihn sei die Tätigkeit als Freitodbegleiter in gewissem Sinne eine Fortsetzung seiner seelsorgerischen Tätigkeit am Kranken- und Sterbebett. »Nur dass ich diesen Menschen jetzt helfe, den schnelleren Weg zum Tod gehen zu können. Das ist für mich theologisch kein Problem.« Denn auch für ihn, so fährt er fort, stehe die gottgeschützte Autonomie des einzelnen Menschen im Vordergrund.

Doch reicht eine ideelle Motivation tatsächlich aus, um eine emotional derart schwierige Tätigkeit zu verrichten? In zahlreichen Gesprächen mit Freitodbegleitern zeigte sich, dass viele von ihnen sehr persönliche Erfahrungen mit dem Tod gemacht haben. Das eigene Kind ist lebensgefährlich erkrankt, Eltern sind auf qualvolle Weise gestorben oder haben sich mitunter sogar selbst umgebracht. Einige Freitodbegleiter begannen ihre Tätigkeit bei *Exit* kurz nach solchen

Erlebnissen. Die Vermutung, dass ein Zusammenhang zwischen ihrer ehrenamtlichen Arbeit und den persönlichen Erfahrungen bestehe, wehren die meisten von ihnen jedoch entschieden ab.

Walter Fesenbeckh erzählt, dass er aufgrund einer ganz konkreten Anfrage bei *Exit* angefangen habe. »Die wussten, dass ich sehr liberal denke und bald in Pension gehe.« Eine spezifische Ausbildung habe er für seine Tätigkeit nicht durchlaufen müssen. »Die Einweisung erfolgt einfach durch *learning by doing*.« Zunächst habe er zwei, drei Mal als Beobachter an Begleitungen teilgenommen, dann seien die Rollen getauscht worden und er habe selbst den aktiven Part übernommen. »Ich habe nach und nach gemerkt, dass das für mich gar keine schrecklichen Vorgänge sind, dass sogar eine emotionale Tiefe vorhanden ist, die dem Tod den Schrecken nimmt. Wenn ein Mensch in familiärer Geborgenheit sterben kann, so friedlich, so sanft, dann hat das fast etwas Beglückendes.« Ob er Gespräche darüber geführt habe, warum er als Freitodbegleiter arbeiten wolle? Ja, natürlich: Wie jeder andere Anwärter auch habe er an einem eintägigen *Assessment* am Institut für angewandte Psychologie teilnehmen müssen, damit »die eigentliche Motivation« überprüft werde. Es könne ja sein, dass dabei irgendetwas »Problematisches« herauskomme, und dann sei eine Arbeit bei *Exit* natürlich nicht möglich.

Für die meisten Freitodbegleiter besteht diese »eigentliche Motivation« darin, dass sie ihre Arbeit als abstrakte, ideelle Pflicht begreifen – eine Position, die, gerade weil sie auf den ersten Blick die unverfänglichste zu sein scheint, moralisch prekär werden kann. Denn was geschieht, wenn ein Mensch die abstrakte Pflicht an die Stelle seiner Gefühle,

Ängste und persönlichen Erfahrungen setzt? Besteht nicht die Gefahr, dass er sein Handeln dann in gewissem Sinne automatisiert? Mit anderen Worten: Inwiefern verdeckt die abstrakte Pflicht womöglich das Gefühl für die konkrete Situation – eine Situation, die unter Umständen Irritationen oder Unklarheiten aufweist, sodass eine Beihilfe bei näherer Betrachtung fragwürdig werden müsste? Wäre es also nicht durchaus sinnvoll, die persönlichen Erfahrungen aufzuarbeiten, damit die Hilfeleistung der Freitodbegleiter nicht zur abstrakten Pflicht werden muss, sondern in einem geklärten Verhältnis zur eigenen Biographie stehen kann?

Doch »die anderen« sind nicht nur die Freitodbegleiter, die an der Beihilfe beteiligt sind –, sondern »die anderen«, das ist die Gesellschaft, die eine solche Beihilfe legitimiert und zulässt, und damit stellt sich die Frage, inwiefern sich eine Gesellschaft verändert, wenn sie ihren Mitgliedern den Suizid erleichtert. Welche Gefahren sind mit einem Suizid »auf Bestellung« verbunden? Wird das Sterben durch eine Freitodbegleitung nicht zu leicht gemacht? Wenn ein Mensch sich töten will, dann ist die Angst vor dem Schmerz, die er sich, vor allem aber seinen Angehörigen zufügt, die letzte Hürde, die ihn von seinem Vorhaben abhalten könnte. Bei *Exit* aber bekommt der Sterbewillige – zumeist im Einvernehmen mit den Angehörigen – ein Medikament verabreicht, das ihn ruhig und schmerzlos einschlafen lässt. Wäre es nicht moralisch wesentlich vertretbarer, einem Sterbewilligen die Möglichkeit eines sanften, schmerzlosen Todes prinzipiell zu verweigern, seinen Tod also so gut es geht zu vereiteln?

Als Mitglied des Nationalen Ethikrates hat sich der Berliner Philosoph Volker Gerhardt mit Fragen wie diesen eingehend beschäftigt. Was hält er von der Möglichkeit, ohne

Risiko und Schmerz aus dem Leben gehen zu können? »Es erschiene mir ziemlich frivol zu sagen, dass nur der richtig gestorben ist, der die Todesangst durchlebt hat. Wir sind durch die Zivilisation daran gewöhnt, unser Leben zu erleichtern. Davon kann auch das Sterben nicht ausgeschlossen sein.«[54]

Doch trotz dieser liberalen Haltung sieht Volker Gerhardt eine große Gefahr in Institutionen wie *Exit*. Eine Gesellschaft, so lautet sein Argument, die ihre Mitglieder in ihren Suizidwünschen unterstütze, führe sich in letzter Konsequenz selbst *ad absurdum*: Was würde aus unserem Zusammenleben, wenn man den anderen nicht bis zum Schluss und ohne jede Relativierung vom Wert des Lebens überzeugte? Wenn man also schlichtweg akzeptierte und sogar verstünde, dass ein Mitmensch nicht mehr leben wolle? Für Volker Gerhardt geht es deshalb darum, den Einzelnen auf seine gesellschaftlich bedingte Lebens*pflicht* hinzuweisen: »Jeder hat die Schuldigkeit zu leben. Denn wir müssen uns in unserer Verständigung, in unseren Handlungen, in unserer Kommunikation, in allen Versprechungen darauf verlassen können, dass der andere am Leben ebenso hängt wie wir selbst.«[55] Darüber hinaus, so argumentiert der Philosoph, ließen sich Suizidwünsche häufig nicht rational begründen und entzögen sich damit auch der Mitteilbarkeit. Wenn jemand sich also töten wolle, dann habe das »jeder Einzelne mit sich selber auszumachen«.[56] Ist aber bei *Exit*

54) Flaßpöhler, Svenja: »Man soll gefälligst am Leben bleiben«. Last Exit Bern: Der Philosoph Volker Gerhardt über die Selbstmordbeihilfe für psychisch Kranke. In: Berliner Zeitung. Nr. 273. 20./21. November 2004. S. 33.

55) Ebd.

56) Ebd.

nicht genau das Umgekehrte der Fall? Werden die Sterbewilligen nicht gerade dazu angehalten, ihren Wunsch mitzuteilen und zu begründen? Durchaus, meint Volker Gerhardt. Aber genau das sei auch der Grund für seine ablehnende Haltung gegenüber sämtlichen Freitodorganisationen: Wenn ein Mensch sich nämlich noch mitteile, seine Beweggründe noch Dritten verständlich zu machen versuche, »gibt es allein schon durch das Gespräch und durch das Argument und durch die Begründung noch einen verlässlichen Lebenskontext. Und den sollte man nach Möglichkeit nicht verlassen.«[57]

Für Volker Gerhardt handelt es sich also in letzter Konsequenz nur dann um einen ernsthaften, unumkehrbaren Suizidwunsch, wenn er nicht mehr kommunizierbar ist. Solange sich der Sterbewillige aber noch an andere richtet, ihnen seine Gründe darlegt, gibt es eine unverbrüchliche Verbindung zum Leben – eine Verbindung, die durch Sprache und Vernunft so lange gehalten werden kann, wie eine Kommunikation eben andauert. Wenn *Exit* aber gerade eine wohlerwogene Begründung zur Voraussetzung für eine Beihilfe macht, so der Gedankengang Gerhardts, dann sind Sprache und Vernunft nicht mehr auf das Leben, sondern auf den Tod ausgerichtet. Und das, meint er, sei der Anfang vom Ende.

In der Tat legt der Fall von Susanna Schönburg nahe, dass eine Suizidassistenz nicht immer nur aus rein »pragmatischen« Gründen beantragt wird – und insofern ist die Frage durchaus berechtigt, ob jemand, der sich beim Suizid

---

[57] Gesprächsbeitrag aus dem Feature »Dein Wille geschehe? Zur gesellschaftlichen Problematik der Sterbehilfe« von Svenja Flaßpöhler und Jörg Metelmann (Deutschlandfunk, 8. Juli 2005).

helfen lässt, nicht manchmal *mehr* oder vielleicht sogar im Grund etwas *anderes* will als einen schmerzfreien, garantierten Tod. Denn der Umstand, dass sich ein Mensch noch an andere wendet, könnte zumindest in manchen Fällen auf eine unausgesprochene, aber umso bedeutsamere Botschaft hindeuten. Warum richtet sich jemand, der nie oder unzureichend Liebe erfahren hat, an eine Institution, damit sie ihm beim Sterben hilft? »Mutter, gib mir die Sonne«, bittet der todkranke Sohn am Ende von Henrik Ibsens Familiendrama *Gespenster.*[58] Wenn eine Institution einem Sterbewilligen bescheinigt, dass sein Todeswunsch rational und nachvollziehbar sei – liefert sie damit nicht den unwiderlegbaren Beweis für ihr eigenes fundamentales Versagen? Anders gefragt: Müsste man nicht, anstatt Organisationen wie *Exit* zuzulassen, eher für eine soziale, solidarische, menschenwürdige Zukunft sorgen?

Natürlich sei es notwendig, gegen die zunehmende Vereinzelung und Vereinsamung anzukämpfen, meint Andreas Blum. Aber *Exit* sei nun einmal keine Institution, die sich für eine sozialere Gesellschaft einsetze, sondern Sterbewilligen zu einem humanen Tod verhelfe – eine Hilfe, die in letzter Konsequenz nur von wenigen Menschen in Anspruch genommen werde. Von den 50 000 *Exit*-Mitgliedern äußerten höchstens 300 pro Jahr einen Sterbewunsch. Begleitet würden am Ende nur ungefähr 150 von ihnen, da die andere Hälfte entweder die Kriterien nicht erfülle oder aber, den möglichen Tod vor Augen, sich aus freien Stücken zum Weiterleben entscheide. Diese 150 Menschen jedoch, die *Exit*

---

58) Ibsen, Henrik: Gespenster. Ein Familiendrama in drei Akten. Stuttgart 1997. S. 84.

begleite, seien tatsächlich vollkommen hoffnungslos. »Und solchen Menschen nicht zu helfen, wäre nicht nur ein Akt der fehlenden Nächstenliebe, sondern unmenschlich.«

Aber kann eine institutionalisierte Hilfe wie die von *Exit* wirklich human sein? »Eine Organisation zu haben«, kritisiert Volker Gerhardt, »die davon existiert, dass sie das Leben anderer erfolgreich zu Ende bringt, gehört auf Orwells *Animal Farm*, aber nicht in eine menschliche Gesellschaft.«[59] Richtig an dieser Behauptung ist, dass *Exit* in der Tat – so warm und persönlich die Erzählungen Elsa Grünthals auch klingen mögen – ein Betrieb ist. Die 50 000 Mitglieder wollen verwaltet werden – und deshalb gibt es einen Buchhalter, einen Geschäftsstellenleiter und eine Sekretärin. Sie rechnen, planen, organisieren und erhalten dafür einen monatlichen Lohn – so wie andere Buchhalter, Geschäftsstellenleiter und Sekretärinnen auch. Von Zeit zu Zeit kommt es vor, dass sie Spenden von Verstorbenen verbuchen – von Menschen, die mithilfe der Organisation aus dem Leben gegangen sind und sich auf diese Weise *post mortem* erkenntlich zeigen. Ihr Honorar beziehen die Angestellten aber aus den monatlichen Beiträgen der Mitglieder. Wer Mitglied bei *Exit* werden will, muss jährlich 35 Schweizer Franken oder, wahlweise, 600 Franken für eine Mitgliedschaft auf Lebenszeit zahlen. Durch diesen Beitragssatz hat man nicht nur Anspruch auf eine Freitodbegleitung, sondern auch auf juristischen Beistand bei der Durchsetzung von Patientenverfügungen. Wenn eine Mitgliedschaft noch keine drei Jahre besteht, müssen für eine Freitodbegleitung

---

59) Flaßpöhler: »Man soll gefälligst am Leben bleiben.« In: Berliner Zeitung. Nr. 273. 20./21. November 2004. S. 33.

mindestens 600 Franken extra gezahlt werden. Die Beträge dienen jedoch keineswegs, wie immer wieder und häufig aufgrund schlichten Unwissens unterstellt wird,[60] der Gewinnmaximierung, sondern ausschließlich der Unkostendeckung – denn ansonsten würde der gesetzlichen Vorgabe, dass mit einer Suizidassistenz keine selbstsüchtigen Motive verbunden sein dürfen, nicht entsprochen werden.[61] Dennoch: Das Bindeglied zwischen dem Sterbewilligen und der Organisation ist – bei aller Nächstenliebe – zunächst einmal materieller Art. Beide Seiten gehen einen Vertrag ein, der ihnen wechselseitig bestimmte Leistungen zusichert und Pflichten abverlangt.

Doch eine solche Formalisierung muss natürlich nicht zwangsläufig Unpersönlichkeit oder gar Inhumanität im Gefolge haben. Die Frage ist, ob es der Organisation gelingt, das Verhältnis zu ihren »Kunden« so zu gestalten, wie es die Situation verlangt. Genauer: Ist die Beschäftigung mit den Sterbewilligen tatsächlich eingehend und sorgfältig genug, um deren körperliche, psychische und soziale Situation hinlänglich zu erfassen?

---

[60] Robert Spaemann zum Beispiel, der zu den bedeutendsten deutschsprachigen Philosophen der Gegenwart zählt und sich innerhalb eines Stern-Gespräches (Nr. 48. 23. November 2006. S. 46) vehement gegen die Freitodhilfe aussprach, wusste offenbar nicht, dass Organisationen wie *Dignitas* oder *Exit* nicht in die eigene Tasche wirtschaften dürfen. »Wenn das so ist, muss ich mich korrigieren«, sagte er auf einen entsprechenden Hinweis seines Gesprächspartners Bartholomäus Grill. Grill hatte seinen eigenen Bruder 2004 in die Schweiz begleitet und über dessen begleiteten Freitod den preisgekrönten Artikel »Ich will nur fröhliche Musik« geschrieben (vgl. Die Zeit. Nr. 50. 8. Dezember 2005).

[61] Gegen *Dignitas*-Gründer Minelli wurde allerdings im Februar 2007 der Vorwurf erhoben, für einige Sterbebegleitungen vollkommen überhöhte Beträge erhalten zu haben (vgl. Frankfurter Allgemeine Zeitung vom 14.2.2007. S. 33).

Dass *Exit* durchaus Wert auf eine sorgfältige Betreuungsarbeit legt, zeigt sich unter anderem darin, dass der Verein – im Gegensatz zu *Dignitas* – keine Ausländer begleitet. Eine ausführliche Beratungs- und Informationsphase sei aufgrund der räumlichen Distanzen schlichtweg unmöglich, meint *Exit*-Präsidentin Elisabeth Zillig, und deshalb komme ein »Sterbetourismus«, wie ihn *Dignitas* praktiziere, prinzipiell nicht infrage. Vorsichtsmaßnahmen wie diese spiegeln sich in der verhältnismäßig niedrigen Zahl der Freitodbegleitungen wider: Während sich bei *Dignitas* im Jahr 2006 insgesamt 192 Menschen (darunter 118 Deutsche) in den Tod begleiten ließen,[62] waren es in der zehnmal so großen Organisation *Exit* lediglich 154. »Wir sagen auch Nein«, bekräftigt Elsa Grünthal. »Sehr häufig sogar.« Doch bei aller Besonnenheit und Vorsicht kommt es offenbar auch bei *Exit* vor, dass Ja gesagt wird, obwohl ein Nein – oder ein Ja unter Vorbehalt – vielleicht angemessener gewesen wäre. Zum Beispiel im Fall von Birgit Marder.

Birgit Marder, 52 Jahre alt, hatte mit Ende vierzig einen Kreislaufkollaps erlitten. Kurz darauf konnte sie auf einem Auge nichts mehr sehen. Immer häufiger wurde ihr schwindelig. Eine bleierne, stetig zunehmende Müdigkeit befiel ihren Körper. In den folgenden Jahren nahmen die Krankheitssymptome dramatisch zu. Ihr Nacken und ihr Rücken begannen zu schmerzen, ihr Körpergewicht reduzierte sich von Tag zu Tag. Nach und nach musste sie ihre sportlichen und sozialen Tätigkeiten aufgeben. Als Dr.

---

62) Vgl. Stellungnahme von *Dignitas* zur Kampagne der Sonntags-Zeitung. http://www.dignitas.ch/WeitereTexte/Stellungnahme.pdf

Norbert Mayer sie zum Erstgespräch in ihrem Wohnheim traf, benötigte Frau Marder vom Aufzug bis zum Behandlungszimmer, das nur ein paar Meter von diesem entfernt lag, zehn Minuten. Während des ganzen Gespräches blieb sie, gestützt auf ihre Krücke, stehen. Sie könne, so erklärte sie dem Arzt lautstark und mit schmerzverzerrtem Gesicht, weder sitzen noch liegen. Überhaupt sei es ihr vollkommen unmöglich, sich ohne Schmerzen zu bewegen. In seinem Gutachten schreibt Dr. Mayer: »Sie demonstrierte diese und andere Beschwerden augenfällig, und aus ihrem bisweilen flehentlichen Verhalten war deutlich spürbar, dass sie ernst genommen und beachtet werden wollte. Es war denn auch unübersehbar und -hörbar, dass die Patientin unter einem enormen Leidensdruck stand.«

Von medizinischer Seite wurde festgestellt, dass Birgit Marders Leiden nicht allein durch somatische Befunde erklärt werden konnte. Zwar litt sie tatsächlich unter Osteoporose, und auch ihre Wirbelsäule degenerierte zusehends. Doch ihre Symptomatik ging, so behaupteten die hinzugezogenen Psychiater, über derlei körperliche Dysfunktionen weit hinaus und deutete auf eine »somatoforme Schmerzstörung« sowie eine »depressive Störung« hin.

Dr. Norbert Mayer war in seinem Gutachten jedoch davon überzeugt, dass »eine ausschließliche Psychiatrisierung der Patientin... nicht gerechtfertigt« sei. Zwar fielen die Diagnosen bezüglich der Schwere der Osteoporose tatsächlich auffallend unterschiedlich aus. »Da jedoch die Patientin subjektiv ihre Osteoporose als sehr schwer taxiert«, so schlussfolgerte er, »sollte man sich *summa summarum* auf eine schwere Osteoporose einigen.« Auch in biographischer Hinsicht übernahm der Arzt im Großen und Ganzen

Birgit Marders subjektive Sicht der Dinge. »Sowohl Kindheit wie auch die Jugendzeit erlebte die Patientin als sehr schön. Primar- und Sekundarschule verliefen problemlos. Sie war sozial immer gut integriert und sportlich aktiv.« Schwer und betrüblich sei in ihrem Leben einzig gewesen, dass ihr Vater aufgrund eines Hirnschlags pflegebedürftig geworden sei. »Die Patientin hat ihn gepflegt und mit seinem Tod Mühe gehabt.« Dass Frau Marder im Anschluss an diese schwere Zeit ihre Arbeit aufgab, um ehrenamtlich alten und kranken Menschen zu helfen, deute jedoch nicht darauf hin, dass sie das Ereignis nicht bewältigt und in Form eines sozialen Überengagements zu kompensieren versucht habe. »Frau M. räumt zwar ein, dass der Tod des Vaters sie belastet hätte, betont aber auch glaubwürdig, dass ihr daraus erwachsenes Engagement für Hilfsbedürftige von Herzen kam.« Wenige Jahre nach Beginn ihrer ehrenamtlichen Tätigkeit erlitt Frau Marder den Kreislaufkollaps, mit dem ihr Leiden seinen Anfang nahm.

Eine Psychotherapie, so heißt es in Norbert Mayers Gutachten, käme für Frau Marder nicht infrage, da sie davon überzeugt sei, ausschließlich körperlich krank zu sein. Auch ihr Mann, mit dem der Arzt ein längeres Telefonat führte, sei davon überzeugt, dass seine Frau unter einer rein somatischen Krankheit leide. Von den psychiatrischen Beurteilungen halte er überhaupt nichts. Er bedaure zutiefst, dass er seine Frau nicht länger pflegen könne und sie deshalb in einem Wohnheim leben müsse – doch sie verstehe, dass er aufgrund seines eigenen Krankheitszustandes an seine Grenzen gekommen sei. Herr Marder, schreibt Dr. Mayer, habe nämlich einen Hirnschlag erlitten und sei zu Beginn des Jahres in Frühpension gegangen.

Wann genau sich dieser zweite Hirnschlag in Birgit Marders unmittelbarem Umfeld ereignete, ist der Akte nicht zu entnehmen. Vielleicht ist es tatsächlich nur ein Zufall, das Frau Marder sich im Jahr der Frühpensionierung ihres Mannes zum Sterben entschloss. Oder war die Erfahrung mit dem pflegebedürftigen Vater eventuell doch traumatischer, als Birgit Marder glaubte? Herr Mayer kommt in seinem Gutachten zu dem folgenden Ergebnis:

»Ich denke, man tut der Patientin Unrecht, wenn man ihr eine unbewusste Aggravation oder gar Ursache ihrer Symptome unterstellt, und allein die Tatsache, dass die somatische Medizin therapeutisch nichts mehr erreichen konnte, berechtigt noch zu keiner Psychiatrisierung des Falls, zumal diese ihr auch nicht helfen konnte. Es bleibt somit einzugestehen, dass die somatischen Befunde das stringenteste Indiz zur Erklärung ihres chronischen Schmerzsyndroms darstellen und die psychischen Auffälligkeiten in der Verarbeitung desselben... allenfalls sekundärer Natur sind... Welche Diagnose auch immer man für die Krankheit der Patientin verwenden will, keine schränkt ihre Urteilsfähigkeit so sehr ein, als dass sie nicht selber beurteilen könnte, ob sie weiterleben möchte oder nicht. Dreizehn Jahre hat sie durchgehalten in der Hoffnung, mittels schulmedizinischen oder alternativen Methoden geheilt zu werden. Erlebt hat sie letztendlich nur, dass ihr Leiden zugenommen hat, und kommt nun zu dem Schluss, dass sie genug gelitten habe und nun sterben wolle. Ihr Leben ist sowohl in psychosozialer wie auch in psychischer Hinsicht zerstört und Aussicht auf Heilung besteht keine. Auf Grund dessen kann meiner Meinung nach der Patientin eine Sterbebegleitung nicht verwehrt werden.«

Dr. Mayer hat Frau Marder ein einziges Mal gesehen. Mit ihrem Ehemann hat er nur telefonisch gesprochen. Ansonsten beruft er sich auf die Krankenhaus- und Psychiatrieberichte sowie auf mehrere handgeschriebene Seiten der Patientin. Gestorben ist Frau Marder an einem Oktobertag des Jahres 2005. Begleitet wurde sie durch Elsa Grünthal.

Drei Jahre lang, erzählt Frau Grünthal, habe sie Birgit Marder gekannt und sei oft bei ihr gewesen. Mindestens acht Mal. »Das Leiden hat ihre ganze Seele beherrscht, ihren ganzen Körper. Sie hat geschrien wie ein Tier und hat ihr ganzes Umfeld ohnmächtig gemacht.« Ihrer Meinung nach habe die Krankheit des Ehemannes nicht im Zusammenhang mit ihrem Todeswunsch gestanden. Die Geschichte mit dem Vater sei wesentlich schwerwiegender gewesen und habe sie offensichtlich stark belastet. Ob man Frau Marder noch zu einer Psychotherapie hätte bewegen können? »Nach so vielen Jahren in diesem Zustand kriegen Sie niemanden mehr in eine Therapie.« Lange sei sie im Zwiespalt gewesen, ob man Frau Marder helfen solle. »Doch als sie ins Pflegeheim kam, war die Situation für mich klar. Diese Frau hat schwer gelitten.«

Für Elsa Grünthal und Norbert Mayer war der Fall Birgit Marder folglich ein vorwiegend somatischer, und vermutlich hat Dr. Mayer ihm aus diesem Grunde weitaus weniger Zeit gewidmet als demjenigen Susanna Schönburgs. Doch selbst in psychischen Fällen, meint Norbert Mayer, falle sein Urteil über den Zustand des Patienten mitunter in relativ kurzer Zeit. Die Psychiatrie, sagt er, sei nämlich eine Erfahrungswissenschaft. Man müsse mit vielen Depressiven gesprochen haben, um ein Gefühl dafür zu bekommen, wie ernst und unumkehrbar ein Sterbewunsch sei. Während die exakten Wissenschaften mittels klassischer Untersuchungsmethoden zu ihren Ergebnissen kämen, müsse sich die Psychiatrie zu einem hohen Maße auf die Intuition des »altgedienten Psychiaters« verlassen. Aus diesem Grunde falle die Entscheidung, ob jemand das Kriterium der Urteilsfähigkeit erfülle, häufig sehr schnell – was auch den Vorteil mit sich bringe, dass Menschen, die mit *Exit* sterben wollten, sich nicht aufgrund langwieriger Befragungen enttäuscht zurückzögen. Solche Befragungen hätten die Kranken, die nicht selten Jahre oder gar Jahrzehnte hospitiert gewesen seien, nämlich schon zur Genüge hinter sich. »Das wollen die nicht.«

Steht bei einer beantragten Suizidassistenz tatsächlich im Vordergrund, was der Sterbewillige wünscht beziehungsweise nicht wünscht? Ist ein Gutachter nicht gerade dazu da, die Kriterien für eine Begleitung sorgfältig zu prüfen – auch um den Preis, dass sich der Kranke womöglich enttäuscht abwendet? Wie lässt sich die Wohlerwogenheit, Dauerhaftigkeit und Autonomie eines Sterbewunsches, der vielleicht nicht primär psychisch bedingt ist, aber in auffälliger Weise psychische Komponenten enthält, feststellen, wenn man den Betreffenden nur ein einziges Mal zu Gesicht bekommen hat? Und: Darf man sich im Fall einer psychischen Erkrankung wirklich auf seine Intuition verlassen, wenn es darum geht, einem Menschen bei seinem Suizid zu helfen? Vor diesem Hintergrund scheint es durchaus sinnvoll zu sein, verbindliche, staatlich kontrollierte Qualitätsstandards für Freitodhilfeorganisationen einzuführen, wie es die Schweizer Nationale Ethikkommission fordert. So sei es unter anderem notwendig, schrieben die Regierungsberater im Oktober 2006, mehrmals persönliche Gespräche zu führen.

Wenn nach dem Erstgespräch ausschließlich schriftlich oder telefonisch kommuniziert werde, sei dies schlichtweg nicht ausreichend.[63]

Diese Forderung des Ethikrates erscheint umso angebrachter, wenn man sich die Arbeit der Freitodbegleiter genauer anschaut. Viele Berichte enden mit dem Satz, dass die Situation »glasklar« sei und eine Freitodhilfe nicht verwehrt werden könne. In manchen Fällen wird sogar schon während der ersten Zusammenkunft abgeklärt, welcher Arzt das Rezept für das Natrium-Pentobarbital ausstellen und wann die Begleitung stattfinden wird. »Der HA [Hausarzt] Matthias Hörner«, so heißt es zum Beispiel kurz und knapp in einem Erstgesprächsbericht, »wird Zeugnis und Rezept ausstellen. Oraleinnahme i. O. Herr Z. möchte am 14. 9. im *Exit* Sterbezimmer in ZH [Zürich] sterben.« Herr Z. ist der schon erwähnte Paul Zögli, der unter den Folgen eines Herzinfarktes litt, die sich zwar nicht mehr beheben ließen, ihm aber durchaus erlaubt hätten, noch eine Weile zu leben. Seine Freitodbegleitung, die wie vorgesehen am 14. September 2006 in der Züricher Geschäftsstelle stattfand, wird im letzten Kapitel dieses Buches ausführlich geschildert.

Warum also verzichtet *Exit* in Fällen, in denen der Patient zwar unter einer unheilbaren Krankheit leidet, aber durchaus noch ein paar Jahre leben könnte, auf weitere Gespräche? Ist diese Unterlassung vielleicht auch dem Umstand geschuldet, dass die Organisation über zu wenig Mitarbeiter verfügt? Tatsächlich fällt auf, dass ausgerechnet

---

63) Experten fordern Regeln für Selbstmord-Hilfe. In: Süddeutsche Zeitung. Nr. 249. 29. Oktober 2006. S. 9.

die Freitodbegleiter – jenes Team also, das den wichtigsten Part innerhalb der Organisation übernimmt und den engsten Kontakt zu den Sterbewilligen hat – chronisch unterbesetzt ist. So kommt es nicht selten vor, dass ein Mitarbeiter kurzfristig eine Begleitung übernehmen muss, für die er gar nicht zuständig ist. Wäre ein Freitodbegleiter dagegen nur für einige wenige Fälle im Jahr verantwortlich, wären derartige Notlösungen sicher weitaus seltener. Durch die Unterbesetzung ist jedoch eher das Gegenteil der Fall – führt sie doch dazu, dass wenige Mitarbeiter einen Großteil der anstehenden Arbeit übernehmen. Federico Zini zum Beispiel, der Paul Zögli in den Tod begleitete, stellt beinahe wöchentlich das Natrium-Pentobarbital bereit. Kann jemand, der in wöchentlichem Rhythmus Menschen beim Sterben begleitet, den einzelnen Fällen tatsächlich die Aufmerksamkeit und Sorgfalt angedeihen lassen, die erforderlich wäre?

Erschwert wird das Problem auch dadurch, dass *Exit* immer häufiger Nichtmitgliedern ein Recht auf Freitodbegleitung einräumt. Bislang war es notwendig, mindestens drei Monate Mitglied gewesen zu sein, um überhaupt einen Anspruch auf Freitodbegleitung geltend machen zu können. Doch mit welchem Recht, so argumentierte man auf einer Begleiterkonferenz im Frühsommer 2006, könne man Menschen zumuten, weiterhin zu leiden, nur weil sie nicht über einen Mitgliedsausweis verfügten? In den Reihen des Vorstandes überlegt man deshalb, die Statuten dahingehend zu ändern, dass eine Mitgliedschaft nicht länger notwendige Voraussetzung für einen Antrag auf Freitodbegleitung ist. Denn Menschen, die akut unter Schmerzen litten und ihren Tod herbeisehnten, dürfe man ein schnelles Ende nicht verwehren. Um dennoch eine sorgfältige Prüfung der

Anträge zu gewährleisten, müsse zwischen Antragstellung und Begleitung mindestens ein Zeitraum von drei Wochen liegen.

Diese in Teilen bereits praktizierte Liberalisierung, die unter anderem der todkranken Eva Welsch schon einen schnellen, schmerzfreien Tod ermöglichte, hat nun aber zur Folge, dass die derzeit tätigen Freitodbegleiter die ansteigende Zahl der Begleitungen tatsächlich nicht mehr bewältigen können. Walter Fesenbeckh schlug deshalb in seiner neuen Funktion als Leiter der Abteilung Freitodbegleitung vor, das Team zu erweitern. Glücklicherweise gebe es, so berichtete er auf besagter Konferenz, zwölf neue Anwärter, die sich als ehrenamtliche Freitodbegleiter zur Verfügung stellten.

Wenn die geplante Erweiterung des Teams allerdings nur für eine höhere Quantität der Begleitungen, nicht aber für eine höhere Qualität der vorangehenden Betreuungs- und Prüfungsarbeit sorgen sollte, bestünde ernsthaft die Gefahr, dass die propagierte Nächstenliebe zu reiner Routine wird, die an die Stelle einer gewissenhaften Prüfung von Sterbewünschen deren prompte Erfüllung setzt. Doch selbst wenn mehr Freitodbegleiter für eine gründlichere Prüfung sorgen sollten, wird es immer Fälle geben, in denen die Lücke zwischen subjektiver Hoffnungslosigkeit und objektiver Lebensmöglichkeit nicht zu schließen ist. Die Freitodhilfe wäre keine Freitodhilfe, wenn sie ausschließlich todkranke Menschen in ihrem Sterbewunsch unterstützte. Vielmehr fühlt sie sich gerade für jene zuständig, die, obwohl sie noch Jahre oder gar Jahrzehnte leben könnten, darin keinen Sinn mehr sehen. Und zeichnet sich eine Freitodhilfe nicht gerade dadurch aus, dass sie das Selbstbestimmungsrecht des

Menschen hochhält? Wie weit aber reicht dieses Recht im Zweifelsfall? So weit, dass Beihelfer sich nicht eines Vergehens schuldig machen, wenn sie den tödlichen Becher trotz objektiv noch bestehender Lebensmöglichkeiten reichen? Walter Fesenbeckh kann diese Bedenken nicht teilen. »Ich spiele ja nicht Gott«, sagt er. »Sondern derjenige, der die Tatherrschaft in jeder Sekunde hat, ist der Sterbewillige selbst. Er könnte seinen Tod auch ohne mich herbeiführen. Ich verhelfe ihm nur dazu, dass er auf eine sanftere Weise geschieht. Und bewahre ihn vor schrecklicheren Alternativen.«

Für den Philosophen Volker Gerhardt dagegen reicht das Argument, dass der Sterbewillige selbst für seinen Wunsch einstehe, nicht aus. »Ich fände es wirklich eine unerhörte Zumutung, von jemand anderem zu verlangen, dass er sich [an einer Beihilfe] schuldig macht. Er [der Beihelfer] weiß ja gar nicht, was das für ihn und sein Gewissen bedeutet.«[64] Der Freitodbegleiter werde folglich durchaus in die Verantwortung gezogen – und dies in einem nicht tragfähigen Maße. Etwas völlig anderes sei es, wenn ein Außenstehender einen Zustand beende, in dem sich ein kranker Mensch natürlicherweise gar nicht mehr befände. In diesem Fall sei er nicht dabei behilflich, eine potenziell noch lebenswerte Existenz zu beenden, sondern er lasse lediglich der Natur freien Lauf. Während Volker Gerhardt also die Freitodhilfe mit dem Argument ablehnt, dass die Verantwortung für den Helfer zu groß sei, steht er der passiven Sterbehilfe, das heißt dem Abbruch lebensverlängernder Maßnahmen, durchaus positiv gegenüber: »Das Verlangen nach Hilfe

---

[64] Persönliches Gespräch im Rahmen des Features »Dein Wille geschehe? Zur gesellschaftlichen Problematik der Sterbehilfe« von Svenja Flaßpöhler und Jörg Metelmann (Deutschlandfunk, 8. Juli 2005).

kann … erwogen werden, wenn es ernsthaft geäußert wird und keine zumutbare Alternative mehr offen steht. Ist diese gedoppelte Bedingung erfüllt, und wird sie, drittens, von einem anteilnehmenden Individuum nachvollzogen, kann ein moralisches Verdikt gegen die Hilfe nicht begründet werden.«[65]

Volker Gerhardt zufolge ist es also durchaus legitim und aus ethischer Perspektive sogar zwingend, dass ein todkranker Mensch, der den entsprechenden Wunsch äußert, nicht länger künstlich beatmet oder ernährt wird. Dieser Behauptung liegt die Annahme zugrunde, dass das Selbstbestimmungsrecht des Einzelnen mehr wiegt als die lebensverlängernden Möglichkeiten der Medizin – und in der Tat ist dieses Recht für Volker Gerhardt unverbrüchlich: »Die Selbstbestimmung ist die Prämisse unserer ethischen, rechtlichen und politischen Überzeugungen. Sie ist der Ausdruck der individuellen Freiheit. Sie begründet die menschliche Würde und damit jeden anderen Wert, für den wir glauben, vernünftige Gründe nennen zu können. Wer die grundlegende Funktion der Selbstbestimmung in Zweifel zieht, stellt alles in Abrede, was zum Selbstverständnis des modernen Menschen gehört.«[66]

Die Hoheit des Selbstbestimmungsrechts geht für den Philosophen sogar so weit, dass der Wille eines Menschen – in einer Patientenverfügung niedergelegt – auch dann zu berücksichtigen sei, wenn diese Verfügung mögliche

---

[65] Gerhardt, Volker: Letzte Hilfe. Das moralische Problem im Umgang mit dem Todeswunsch eines unheilbar Kranken. Philosophische Einführung in eine Beratung des Nationalen Ethikrates am 24. Juli 2003.

[66] Gerhardt, Volker: Noch einmal: Selbstbestimmung vor dem Tod. Impulsreferat vor dem Nationalen Ethikrat am 27. Mai 2004.

Hilfs- oder Rettungsmaßnahmen verhindere. Selbst dann also, wenn der *Wille* des Menschen dessen objektivem *Wohl* widerspricht, seien die Ärzte verpflichtet, die Verfügung des Kranken zu befolgen. Den möglichen Einwand, dass ein Mensch in gesundem Zustand doch gar nicht wissen könne, was er im Fall einer tödlichen Krankheit wolle, weist Gerhardt mit dem folgenden Argument zurück: »Wenn *das* das Prinzip des politischen Handelns wäre, dann müssten wir in einer anderen Gesellschaft leben. Wir haben dafür den Begriff des Paternalismus, und ich dachte, das sei durch die Beseitigung des absolutistischen Staates zu Ende. Die Demokratie geht davon aus, dass die Menschen selber entscheiden, was sie tun. Und es ist leider so, dass Einzelne in manchen Fällen auch gegen ihr objektives Wohl entscheiden.«[67]

Aber gerät der Philosoph durch diese Argumentation nicht in einen Widerspruch? Auf der einen Seite behauptet er, dass eine Suizidassistenz moralisch nicht zu verantworten sei, da der Beihelfer eine unzumutbare Verantwortung trage. Auf der anderen Seite aber müsse ein Arzt auf lebensverlängernde, ja vielleicht sogar heilende Maßnahmen verzichten, wenn eine Patientenverfügung eine solche Unterlassung vorsehe. Der Widerspruch besteht darin, dass dem Selbstbestimmungsrecht in beiden Fällen ganz offensichtlich ein jeweils unterschiedliches Gewicht beigemessen wird. Während es im Fall einer passiven Sterbehilfe sogar dann gilt, wenn objektiv noch Heilungschancen vorhanden wären, scheint es im Fall einer Suizidbeihilfe überhaupt

---

[67] Gesprächsbeitrag aus dem Feature »Dein Wille geschehe? Zur gesellschaftlichen Problematik der Sterbehilfe« von Svenja Flaßpöhler und Jörg Metelmann (Deutschlandfunk, 8. Juli 2005).

keine Rolle zu spielen. Wenn das Selbstbestimmungsrecht in Patientenverfügungen so stark ist, dass es trotz objektiv vorhandener Lebensmöglichkeiten berücksichtigt werden muss – wie lässt sich dann die Behauptung aufrechterhalten, dass selbiges nicht auch für die Suizidbeihilfe zutreffe? Müsste dann nicht im Zweifelsfall auch hier das unverbrüchliche Selbstbestimmungsrecht des Sterbewilligen gelten?

Natürlich ist es etwas anderes, ob man jemandem ein tödliches Medikament verabreicht oder eine lebensverlängernde Maßnahme aussetzt. Doch wird dieser Unterschied nicht durch den Umstand aufgewogen, dass der Kranke im Fall einer Suizidbeihilfe seinen Willen bis zum allerletzten Augenblick bekräftigen oder revidieren kann? Während eine Patientenverfügung unter Umständen schon vor Wochen, Monaten oder Jahren verfasst wurde und erst dann zum Tragen kommt, wenn der Betreffende seinen Willen aufgrund eines Wachkomas oder Ähnlichem nicht mehr äußern kann, ist ein zum Freitod entschlossener Mensch notwendigerweise bei Bewusstsein und daher in der Lage, seinen Wunsch unmittelbar zu artikulieren. Entsprechend fragt der Freitodbegleiter in der Regel noch kurz vor der Einnahme des Natrium-Pentobarbitals, ob der Wunsch, sich selbst zu töten, tatsächlich immer noch Bestand habe.

Doch die Argumentation, dass zwar eine passive Sterbehilfe, nicht aber die Freitodhilfe zulässig sei, ist noch aus einem anderen Grund problematisch – denn was passiert dann mit Menschen, die nicht an einer Beatmungsmaschine hängen, aber dennoch keine Lebensperspektive mehr haben? Sind sie zum Leiden verurteilt? Welchen Tod soll beispielsweise jemand sterben, der vom Krebs zerfressen wird, aber keinen Platz in den gerade einmal hundert deutschen Palliativstationen bekommt? Und was soll jemand tun, dessen Schmerzen sich durch Palliativmedizin, die gerade erst in Entwicklung ist und dringend Gelder benötigt, um effektivere Schmerztherapien zu erforschen, nicht oder nur unzureichend lindern lassen? Darüber hinaus gibt es viele Menschen, die bei vollem Bewusstsein aus dem Leben gehen wollen und aus diesem Grund ein »Dahindämmern im Morphin-Nebel«, wie es mitunter in Sterbehospizen geschieht, konsequent ablehnen. Und: Warum hat jemand, der nach einem Motorradunfall im Koma liegt und in seiner Patientenverfügung jede lebensverlängernde Maßnahme ablehnt, ein größeres Anrecht auf den Tod als ein Mensch, der seit zehn, zwanzig oder dreißig Jahren unter schwersten Depressionen leidet? Ist eine psychische Krankheit weniger qualvoll als beispielsweise eine Querschnittslähmung? »Die psychische Krankheit kann um vieles schrecklicher sein als ein krankes Organ«, so behauptet Volker Gerhardt selbst in einem Interview.[68]

Menschen, die sich selbst töten, tun dies meist allein – und zwar, weil Suizidwünsche in unserer Kultur nicht kommunizierbar sind. So ziehen sich diese Menschen innerlich zurück und legen heimlich Hand an sich, als wäre es ein Verbrechen. Zurück bleiben traumatisierte Angehörige, die keine Gelegenheit hatten, sich zu verabschieden oder über bestimmte Fragen noch einmal zu sprechen. Wir leben in einer Kultur, die ihren Individuen immer höhere Leistungen abverlangt und sie infolgedessen zwanghaft auf das Leben ausrichtet – denn wir schaffen nicht nur immer mehr,

68) Flaßpöhler: »Man soll gefälligst am Leben bleiben.« In: Berliner Zeitung. Nr. 273. 20./21. November 2004. S. 33.

sondern wir leben auch immer länger. Entsprechend gibt Georges Minois zu bedenken, dass Menschen aufgrund der immer weiter voranschreitenden Human- und Lebenswissenschaften rücksichtslos »zum Leben verurteilt« seien. Vor diesem Hintergrund sei die Frage durchaus berechtigt, ob »wir in dem schwierigen Wertewandel, dem wir gegenwärtig beiwohnen, bei den Debatten, die sich auf die Bioethik polarisieren, nicht auch eine Thanatoethik in Erwägung ziehen« sollten.[69]

Diese Argumentation führt in ein weiteres Problemfeld: Denn kann eine Gesellschaft tatsächlich human genannt werden, wenn Menschen sich angesichts eines maroden, unsozialen Gesundheitssystems zum Sterben entscheiden? Anders gefragt: Ist es ein Zufall, dass in Deutschland im Lauf des Jahres 2006 gleichzeitig über Sozialabbau und Sterbehilfe debattiert wurde? Betrachten wir im Folgenden das viel beschworene »Dammbruchargument« – ein Argument, das von jenen vorgebracht wird, die eine »neue Zivilkultur des Tötens«[70] fürchten, wenn die Sterbe- beziehungsweise Freitodhilfe gesellschaftlich legitimiert werden sollte.

[69) Minois: Geschichte des Selbstmords. S. 473.

[70) Vgl. BioSkop-Autorinnenkollektiv: »Sterbehilfe«. Die neue Zivilkultur des Tötens? Frankfurt am Main 2002.

IV.
Das »Dammbruchargument«
Lebensverlängerung um jeden Preis?

Um fünf Uhr nachmittags setzte der Bauer Suresh den Giftbecher an die Lippen. Kurz darauf brach er tot zusammen. Seine Hinterbliebenen, eine Frau und zwei Kinder, arbeiten seitdem für vierundvierzig Cent am Tag auf fremden Feldern. Wie lange es ihre neuen Arbeitgeber noch auf dieser Welt aushalten, weiß niemand – denn die Selbstmordwelle unter indischen Bauern wird vorerst nicht abreißen. Ausgelöst wurde die Welle durch den *American Bollworm*, der sich seit geraumer Zeit hungrig auf die genmanipulierte Saat stürzt, die westliche Getreidefirmen an die Inder verkauft haben. Jetzt kippen die Landwirte auf Anraten der Saatgutkonzerne literweise Pestizide auf ihre befallenen Felder – doch da sich der Wurm nicht verscheuchen lässt und das teure Pflanzenschutzmittel die letzten finanziellen Reserven verschlingt, trinken die Menschen es am Ende selbst. Weit über tausend Bauern haben sich im Verlauf der letzten Monate in Indien umgebracht. Alle sechs Stunden einer.[71]

Die soziale Lage in Deutschland stellt sich nun offensichtlich weitaus weniger dramatisch dar – doch die zunehmende Armut ist auch hierzulande unübersehbar. So gehört es etwa in Berlin mittlerweile zum ganz gewöhnlichen Stadtbild, dass Menschen in Mülleimern wühlen, alte Pfandflaschen sammeln, in den U-Bahnen Obdachlosenzeitungen verkaufen und vor dem Supermarkt um ein paar Cents oder eine Kleinigkeit zu essen betteln.

---

71) Vgl. Steinberger, Karin: Wer später stirbt, ist länger arm. In: Süddeutsche Zeitung. Nr. 254. 4./5. November 2006. S. 3.

In den Niederlanden ist die Frage, ob man auch »soziales Leiden« als angemessenen Grund für eine Sterbehilfe akzeptieren solle, längst kein Tabu mehr. So schlug die niederländische Kommission *Dijkhuis* im Dezember 2004 vor, eine straffreie Sterbehilfe nicht nur körperlich oder psychisch Kranken, sondern auch einsamen, sozial ausgegrenzten Menschen zu ermöglichen.[72] Eine solche Debatte ist in Deutschland vorerst unvorstellbar. Doch auch in der Bundesrepublik sind Einsamkeit und gesellschaftliche Isolation längst keine Randphänomene mehr, sondern eine Begleiterscheinung der um sich greifenden Armut. Wer sich Kino, Theater oder Kneipe nicht leisten kann, bleibt zu Hause. Und wer am gesellschaftlichen Leben nicht teilhat, kann zwangsläufig auch nicht mitreden. Der Mensch öffnet sich nicht mehr nach außen, sondern verkriecht sich im Gegenteil immer tiefer in seine existenzielle Angst.

Eine solche Angst beschränkt sich nicht auf die unteren sozialen Lagen unserer Gesellschaft, sondern ist längst in der Mittel- und Oberschicht angelangt. So geben vierzig Prozent der Mittelschichtler und immerhin ein Viertel aller Menschen in gehobener Position an, dass sie große oder sogar sehr große Angst vor Arbeitslosigkeit hätten. Der Anteil derjenigen, die Angst vor einem sozialen Abstieg verspüren, liegt noch deutlich höher. Wachsende Arbeitslosigkeit, die Zunahme unsicherer Beschäftigungsverhältnisse und der Umbau des sozialstaatlichen Systems scheinen demnach allen Bundesbürgern in alarmierender Weise aufs Gemüt zu schlagen: Entsprechend vertreten über 80 Prozent der

---

72) Vgl. Schäfer, Susanne: Leben bis zuletzt. In: Süddeutsche Zeitung. Nr. 95. 25. April 2006. S. 10.

Deutschen die Ansicht, dass sich die soziale Isolation zusehends verstärke. Nur noch 17 Prozent gehen davon aus, dass
es in unserer Gesellschaft einen verlässlichen Zusammen-
halt gibt.[73]

Flankiert wird diese zunehmende Entsolidarisierung
und Vereinsamung von der Überlegung, die gesundheitli-
che Grundversorgung, wie sie durch die gesetzlichen Krankenkassen gewährleistet wird, stärker zu rationieren. Schon
jetzt muss bei einem Zahnarztbesuch ein beträchtlicher
Teil der Kosten vom Patienten übernommen werden, und
wer etwa bei der frauenärztlichen Krebsvorsorge mit Ultra-
schall untersucht werden möchte, muss ebenfalls zuzahlen.
Weil aber die Kosten immer dramatischer anwachsen, wird
in letzter Zeit verstärkt die Meinung vertreten, dass man
die Leistungen der Krankenkassen noch weiter begrenzen
müsse. Der Bürger solle private Zusatzversorgungen ab-
schließen, da dies nicht nur zu einer Entlastung der Krankenkassen, sondern auch zu mehr Eigenverantwortlichkeit
führe. Die Menschen, so lautet das Argument, würden sich
im Fall privater Zuzahlungen wesentlich genauer überlegen,
welche medizinische Maßnahme wirklich sinnvoll sei und
welche nicht.

Derartige Rationierungspläne bringen jedoch schwer-
wiegende Probleme mit sich: Denn wer entscheidet, welche
Leistungen in die private Zusatzversicherung abgeschoben
werden? Besteht nicht die Gefahr, dass Krankheiten, die
hohe Kosten verursachen, aus der Grundversorgung ausgenommen werden? Was wird dann aber aus chronisch

73) Wilhelm Heitmeyer und Sandra Hüpping: Auf dem Weg in eine inhu-
mane Gesellschaft. In: Süddeutsche Zeitung. Nr. 243. 21./22. Oktober
2006. S. 13.

kranken und einkommensschwachen Menschen, die sich Zusatzversorgungen ohnehin nicht leisten können? Führt die zunehmende Privatisierung der Gesundheit nicht unweigerlich zur Auflösung unseres Solidarsystems?

Darüber hinaus wird ein solches Kosten-Nutzen-Denken zwangsläufig von der Frage begleitet, bis wann sich eine Leistung lohnt. Bekommt eine achtzigjährige Frau noch eine Knieoperation, oder ist diese Maßnahme schon eine Verschwendung wertvoller Ressourcen? Ist es tatsächlich zweckmäßig, dass sich ein unheilbar kranker Mensch noch kostspieligen Therapien unterzieht? Und wie sinnvoll ist es, dass ein Demenzkranker, der teilnahmslos vor sich hindämmert, Tag für Tag immense Pflegegelder in Anspruch nimmt?

Eine zusätzliche Verschärfung erfuhr die Ökonomisierung des Pflegesektors durch die Einführung des sogenannten Fallpauschalengesetzes im Jahre 2003. Durch dieses Gesetz werden Leistungen von Krankenhäusern nicht entsprechend der Verweildauer der Patienten vergütet, sondern der zur Verfügung gestellte Geldbetrag richtet sich nach der jeweiligen Diagnose. Die Bundesregierung verspricht sich von dieser Maßnahme nicht nur eine größere Preistransparenz und mehr Wettbewerb, sondern auch eine durchschnittlich kürzere Verweildauer in den Spitälern – entfällt doch durch dieses Gesetz der finanzielle Anreiz, einem Patienten möglichst lange Liegezeiten zu verordnen. Die Kehrseite dieser Umstrukturierung liegt jedoch auf der Hand: Wer bezahlt die zusätzlich entstehenden Kosten, wenn ein Mensch beispielsweise aufgrund einer komplizierten Bypass-Operation länger im Krankenhaus bleiben muss als die Fallpauschale es vorsieht? Können sich Krankenhäuser angesichts des zunehmenden Wettbewerbs teure Patienten überhaupt noch leisten? Und zu guter Letzt: Führt jene Logik, die dem Fallpauschalengesetz zugrunde liegt, nicht über kurz oder lang dazu, dass billige, aber zuwendungsarme Therapieformen an die Stelle langwieriger, kostenintensiver Rehabilitationsmaßnahmen gesetzt werden?[74]

In der Psychotherapie (die vom Fallpauschalengesetz vorerst ausgenommen ist) hat eine solche Entwicklung längst begonnen. Entsprechend wird argumentiert, dass die Einnahme von Antidepressiva zwar einen kurzfristigen, dafür aber einen messbaren und vor allem kostengünstigeren Erfolg garantiere als etwa eine jahrelange Psychoanalyse. Zwar sei die Verbindung von Patient und Analytiker zugegebenermaßen überaus intensiv, weil man die Probleme bei der Wurzel packe, anstatt die Symptome durch Medikamente einzudämmen – aber die immensen Kosten einer solch zeitaufwendigen Therapie seien angesichts der Schwierigkeit, ihre angeblich heilenden Effekte objektiv bestätigen zu können, nicht zu rechtfertigen. Parallel zu dieser Argumentation taucht in jüngster Zeit vermehrt der Vorschlag auf, die Psychotherapie zu medialisieren. Anstatt weiterhin kostspielige Therapieprozesse zu finanzieren, solle man lieber virtuelle und mediengestützte Formen entwickeln, die effektiver, billiger und vor allem zeitgemäßer seien als eine vor über hundert Jahren erfundene Analysemethode. Während also Sigmund Freud den Träumen, Ängsten und Phantasien seiner Analysanden lauschte, die, auf einer gepolsterten Chaiselongue liegend, ihren Asso-

---

[74] Vgl. BioSkop-AutorInnenkollektiv: »Sterbehilfe«. Die neue Zivilkultur des Tötens? Frankfurt am Main 2002. S. 82.

ziationen freien Lauf ließen, sollen nun E-Mails, Videos und Computerspiele den gewünschten Behandlungserfolg erzielen. Der PC-Therapeut *Brainy* zum Beispiel überwacht zwangsneurotisches Verhalten, indem er im Fall einer zu lange andauernden Herd- oder Wohnungstürkontrolle aktiviert wird und den Patienten ermahnt. Ein Computerspiel, das ebenfalls für Zwangspatienten entwickelt wurde, ergänzt diese Behandlungstechnik, indem es etwa die Überwindung, in einen Eimer schmutzigen Wassers zu fassen, durch Punkte belohnt – und wenn der Betreffende seine Hände nicht sofort wieder wäscht, bekommt er einen Extrabonus. [75]

Dass mittlerweile über eine Million Bundesbürger an Zwangskrankheiten leiden, hat durchaus auch gesellschaftliche Gründe. Der moderne Mensch reguliert, diszipliniert und kontrolliert sich selbst, und dies in immer stärkerem Maße. Schon vor hundert Jahren beobachtete Freud, dass die rasanten gesellschaftlichen Fortschritte eine Zunahme an »Nervosität« mit sich bringen. Denn die geforderte Selbstdisziplin, behauptete er, gehe mit einer permanenten Unterdrückung von Lust einher, was viele Menschen schlichtweg überfordert und neurotische Ersatzhandlungen auf den Plan ruft: »Die Neurotiker sind jene Klasse von Menschen, die es ... unter dem Einflusse der Kulturanforderungen zu einer nur scheinbaren und immer mehr mißglückten Unterdrückung ihrer Triebe bringen und die darum ihre Mitarbeiterschaft an den Kulturwerken nur mit großem Kräfteaufwand, unter innerer Verarmung, aufrechterhalten

75) Vgl. Westerhoff, Nikolas: Auf der virtuellen Couch. In: Süddeutsche Zeitung. Nr. 263. 15. November 2006. S. 20.

oder zeitweise als Kranke aussetzen müssen.«[76] Im Fall der Zwangsneurose kippt die Selbstdisziplin folglich um in ein krank machendes Scheitern. Wenn nun Psychotherapeuten anfangen, ihre Patienten mithilfe von Handys und Computern zu überwachen, dann treiben sie die Problematik auf die Spitze, anstatt ihr entgegenzuwirken: An die Stelle des Analytikers, der durch sein Zuhören den Grund der Angst zur Sprache bringt, tritt PC-Therapeut *Brainy*, der den inneren Kontrollzwang unter umgekehrtem Vorzeichen in eine äußere, mediale Realität übersetzt.

Die sozial- und gesundheitspolitische Entwicklung ist folglich alles in allem überaus besorgniserregend. Der Mensch ist zunehmend auf sich allein gestellt und kann sich auf die solidarische Fürsorge der Gesellschaft immer weniger verlassen. Dass in einem derartigen Klima der Ruf nach Sterbehilfe lauter wird, kann nicht als bloßer Zufall oder medienstrategische Meinungsmache abgetan werden. Ganz im Gegenteil: Die Befürchtung, dass einem Menschen, der nur noch Kosten und Umstände verursacht, der Tod nahegelegt wird, ist vor diesem Hintergrund durchaus angebracht und keineswegs paranoid. Wenn immer mehr Menschen vom sogenannten Prekariat, das heißt von finanziell ungesicherten Lebensverhältnissen betroffen sind; wenn darüber hinaus bestimmte Krankheitsrisiken durch eine gesetzliche Grundversorgung nicht mehr abgesichert werden; und wenn zu guter Letzt psychische Leiden zukünftig durch mediale Überwachung »therapiert« werden sollten – dann wird die Anzahl der gesellschaftlich ausgeschlossenen Menschen un-

---

76) Freud, Sigmund: Die »kulturelle« Sexualmoral und die moderne Nervosität. In: Studienausgabe. Herausgegeben von Alexander Mitscherlich u.a. Band 9. Frankfurt am Main 2000. S. 9-32. Hier S. 21.

weigerlich ansteigen. Ausgeschlossen sind diese Menschen, weil sie am sozialen Leben nicht mehr teilnehmen können beziehungsweise zu einer untragbaren gesellschaftlichen Last geworden sind. Was passiert aber, wenn jemand zu den geforderten Eigenleistungen nicht in der Lage ist und durch kein zuverlässiges soziales Netz mehr aufgefangen werden kann? Wird das marode Sozialsystem in Zukunft durch eine gesellschaftlich legitimierte Sterbehilfe ergänzt, die einer Entsorgungsreinrichtung für arbeitsuntaugliche, unbrauchbar gewordene Mitbürger gleichkommt?

Exit-Pressesprecher Andreas Blum teilt diese Sorgen und räumt ein, dass eine Sterbe- oder Freitodhilfe vor diesem Hintergrund durchaus kritisch zu betrachten sei:

»Wir leben in einer Zeit, in der die neoliberale Sparwut dominiert, in der man Menschen mehr und mehr nach Kosten-Nutzen-Effekt und Effizienz beurteilt – und damit auch Menschenwürde und Lebenswertigkeit solchen Kriterien unterwirft. Das finde ich verheerend. Wenn die Enttabuisierung der Sterbehilfe beziehungsweise des Suizids weiterschreitet, aber flankiert wird durch eine Entwicklung, in der man immer stärker mit sozialen Kosten argumentiert, dann ist absehbar, dass Menschen in Altenheimen zu dem Schluss kommen müssen, vollkommen überflüssig zu sein.«

Er selber kenne solche Fälle, in denen alten Menschen durch unzureichende Pflege und Zuwendung nahegelegt worden sei, dass ihr Leben eine gesellschaftliche Zumutung sei und sich nicht mehr lohne. »Wenn ich sehe, unter welchen hoffnungslosen Überforderungen das Personal in Alters- und Pflegeheimen rund um die Uhr arbeiten muss, dann bin ich nicht geneigt, für die Zukunft eine humane Prognose zu stellen.« In Deutschland liegt sich jeder vierte

Pflegeheimbewohner wund, weil er nicht hinreichend betreut wird. 120 000 Menschen werden nicht ausreichend ernährt – und mehr als 25 000 Menschen sind aufgrund der mangelhaften Pflege bereits gesundheitlich geschädigt worden.[77]

Wenn Menschen wegen einer derart desolaten Pflegesituation – beziehungsweise eines damit verbundenen maroden Solidarsystems – das Recht auf einen begleiteten Suizid zugestanden wird, dann besteht die Gefahr, dass dieses Recht zu einer unausgesprochenen Pflicht wird, und eben davor warnt der Philosoph Robert Spaemann: »Wenn ich ein Recht habe und es nicht in Anspruch nehme, dann habe ich normalerweise die Folgen dafür zu tragen, dass ich es nicht tue ... Da kann jeder zu mir sagen: Du lädst den anderen all diese Lasten auf, du könntest sie ganz leicht davon befreien. In dem Augenblick wird die Verantwortungslast auf ihn abgewälzt, er ist jetzt schuld.«[78] Eine solche Dynamik befürchtete man bereits Anfang des 20. Jahrhunderts – zu einer Zeit also, in der die nationalsozialistische Machtergreifung und die Vernichtung sogenannten »unwerten Lebens« in nicht mehr allzu weiter Ferne lag. So hieß es im Jahre 1901 in der protestantischen Zeitung *Der Reichsbote*:

»Hat der Mensch aus Nützlichkeitsgründen das Recht, sich das Leben zu nehmen, so ist damit das Nützlichkeitsprinzip so hoch gestellt, daß daneben die Moral völlig ihre Bedeutung verliert. Wenn das eigene Leben vor diesem Prinzip nicht mehr sicher ist, dann wird es auch bald das Leben der anderen nicht mehr sein; dann wehe den armen

---

77) Vgl. Drieschner, Frank: Ein Mann, der dringend sterben wollte. In: Die Zeit. Nr. 44. 27. Oktober 2005. S. 3.

78) Stern. Nr. 48. 23. November 2006. S. 44.

Kranken, die ihren Familien und Gemeinden zur Last fallen, wenn man ... ihnen mit dem Hinweis, daß der Zweck ihres Lebens erfüllt sei, ihnen selbst das Messer oder den Strick mit dem deutlichen Hinweis: entweder du machst selbst ein Ende oder ich – darreicht.«[79]

Dass »arme Kranke« nun tatsächlich einige Jahrzehnte später im Zuge der nationalsozialistischen Verbrechen gegen ihren Willen getötet wurden, lässt den gesellschaftlich legitimierten beziehungsweise sogar unterstützten Suizid in einem beängstigenden Licht erscheinen. Besteht also in der Tat die Gefahr, dass wir durch eine Suizidassistenz auf eine schiefe Ebene geraten? Sehen wir, wenn wir die Freitodhilfe irgendwann auch in Deutschland einführen sollten, einer rückwärtsgewandten Zukunft entgegen, in der »unwertes Leben« der Forschung beziehungsweise einem gesunden »Volkskörper« geopfert wird? Für Robert Spaemann ist eine solche Gefahr durchaus real: »Wo jemand eine Profession daraus macht, Menschen zu töten, da überkommt mich ein ähnlicher Schauer, wie er die Menschen immer überkommen hat gegenüber Henkern.«[80]

An dieser Stelle ist es jedoch geboten, genauer zu differenzieren. Denn anders als die Nazis töten die Schweizer Organisationen *Exit* und *Dignitas* keine Menschen, sondern bieten ihnen lediglich die Möglichkeit, einen begleiteten Freitod in Anspruch zu nehmen. Insofern werden die Menschen in der Schweiz weder *gegen* ihren Willen noch *mit* ihrem Willen getötet – sondern sie nehmen sich bei vollem Bewusstsein *selbst*

---

79) Der Reichsbote. Nr. 42. Februar 1901. Zitiert nach: Baumann, Ursula: Vom Recht auf den eigenen Tod. Die Geschichte des Suizids vom 18. bis zum 20. Jahrhundert. Weimar 2001. S. 305.

80) Stern. Nr. 48. 23. November 2006. S. 46.

das Leben. Ein begleiteter Freitod ist folglich – und Differenzierungen wie diese fallen innerhalb der Debatte leider oft unter den Tisch – keine Form der aktiven Sterbehilfe. Denn eine Freitodassistenz setzt notwendig voraus, dass der Sterbewillige das Medikament *selbst* zu sich nimmt, während eine Tötung auf Verlangen, wie sie in den Niederlanden oder in Belgien erlaubt ist, vom Arzt durchgeführt wird. Insofern birgt eine aktive Sterbehilfe durchaus die Gefahr des Missbrauchs – nämlich genau dann, wenn der Kranke in die Tötung nicht mehr selbst einwilligen kann und aus ökonomischen oder anderen niederen Gründen umgebracht wird. Beim assistierten Suizid kann ein derartiger Missbrauch jedoch *per definitionem* nicht eintreten. Deshalb entzieht sich eine Argumentation, die diese Hilfe in eine direkte Verbindung zur nationalsozialistischen Euthanasie setzt, selbst den Boden. Nichtsdestotrotz bleibt die Gefahr bestehen, dass einem Menschen, der sich bei einer der beiden Schweizer Organisationen meldet, dieser Schritt nahegelegt wurde. Zwar muss er die Tötungshandlung selbst vollziehen – aber wie lässt sich ausschließen, dass das gesellschaftlich vermittelte Gefühl, eine unzumutbare Last zu sein, ihn zu diesem Schritt getrieben hat? Eine solche Beeinflussung, meint Andreas Blum, lässt sich in letzter Konsequenz nie ausschließen: Der Wille des betroffenen Menschen sei »fast immer« von außen beeinflusst – »es fragt sich nur, in welchem Maße«. Wo aber soll die Grenze gezogen werden? Wie handelt *Exit*, wenn ein vereinsamter alter Mensch, der in seinem Seniorenheim nur unzureichend versorgt wird und kaum noch spricht, weil niemand Zeit hat und die meisten anderen Bewohner demenzkrank sind oder lethargisch in ihren Fernsehsesseln sitzen, seinen Sterbewunsch bekundet? »Im Zentrum«, so Andreas Blum, »steht immer der Wille des betroffenen Menschen.« Und wie könne man guten Gewissens einen solchen Willen nicht ernst nehmen? »Soll ich die feste Absicht, gehen zu wollen, negieren, weil ich sage: ›Da spielen zu viele Faktoren hinein, die mich daran hindern, helfen zu können?‹ Das wäre inhuman. Und die Anmaßung würde ich eher im Akt der Nicht-Hilfe sehen als im Akt der Hilfe.«

Wenn die Suizidbeihilfe das marode Gesundheits- und Sozialsystem aber dahingehend ergänzt, dass sie Menschen, die durch die Maschen der Fürsorge fallen, bei ihrem Tod unterstützt, ist durchaus Vorsicht geboten. Zwar ist es falsch, eine direkte Verbindung zur Euthanasie herzustellen. Falls sich Menschen aber auch aufgrund des gesellschaftlichen Klimas für den Tod entscheiden sollten, wäre das alarmierend.

Den lauter werdenden Ruf nach Sterbehilfe nur vor dem Hintergrund neoliberaler Entsolidarisierungsprozesse zu betrachten, genügt allerdings nicht. Dieser Ruf ist auch eine Konsequenz des unaufhaltsamen medizinischen Fortschritts, der die Menschen immer länger am Leben hält – und dies nicht selten in vollkommen aussichtslosen Situationen. Die Amerikanerin Theresa Schiavo zum Beispiel, deren Fall im Frühjahr 2005 für Furore sorgte, konnte nur deshalb fünfzehn Jahre lang im Wachkoma gehalten werden, weil ihr eine sogenannte PEG-Sonde in den Magen eingeführt wurde. Auch Menschen, die an dem furchtbaren *Locked-in*-Syndrom leiden, bleiben durch eine solche Sonde am Leben. Herr R. zum Beispiel – *Die Zeit* berichtete über diesen Fall[81] – hatte einen Schlaganfall erlitten und war anschließend aufgrund einer Blutung im Stammhirn fast vollständig gelähmt. Lediglich

---

[81] Drieschner, Frank: Ein Mann, der dringend sterben wollte. In: Die Zeit. Nr. 44. 27. Oktober 2005. S. 3.

seinen Kopf, den rechten Daumen und das linke Auge konnte er bewegen. Das rechte Auge stand immer offen. Weil R.'s Großhirn jedoch nach wie vor funktionierte, war er durch die lebensverlängernden Maßnahmen bei vollem Bewusstsein in seinen Körper eingeschlossen. Im Vergleich zu einer britischen *Locked-in*-Patientin hatte R. noch Glück: Diese wurde für komatös gehalten, *obwohl* sie bei vollem Bewusstsein war. Sechs Jahre lang behandelte man sie wie eine Schlafende, obschon sie alles, was um sie herum geschah, genauestens mitverfolgte. Herrn R.'s Zustand dagegen wurde glücklicherweise von Beginn an richtig eingeschätzt, und er konnte sich durch Kopfnicken sogar noch verständlich machen. Auf diese Weise äußerte er gegenüber einem Arzt, dass er sich in der Schweiz umbringen wolle. Er hätte zwar darauf bestehen können, dass man ihn verdursten oder verhungern lässt, doch vor einem solchen Tod, der nach Auskunft seines Arztes schmerzvoll hätte sein können, fürchtete er sich. Vor diesem Hintergrund wandte sich seine Frau an *Dignitas* – an diejenige Schweizer Freitodhilfeorganisation also, die auch Ausländer beim Suizid unterstützt. Man habe sie, so erzählte sie nachher, zunächst einmal von dem Vorhaben abbringen wollen. Ludwig Minelli, der Gründer und Leiter der Organisation, habe mit ihr alle möglichen Alternativen diskutiert. Letztlich aber sah Herr R. keine andere Möglichkeit – und auch seine Frau war am Rande ihrer Kräfte. Die Reise in die Schweiz wurde also geplant, R.'s Tochter organisierte einen Notarztwagen für den Transport. Doch Herr R., der seine letzten Tage damit zubrachte, das Umlegen des Infusionsschalters zu üben, starb kurz vor der Reise an einer Lungenentzündung. Er war dabei allein – und vermutlich war sein Tod schmerzhaft. Frau R. erfuhr am folgenden Tag vom Ableben ihres Mannes.

Auch Herr R. war ein Opfer der desolaten Pflegesituation in deutschen Krankenhäusern. So wurde er nur unzureichend umgebettet und schlief im Sommer immer noch unter einer dicken Winterdecke. Darüber hinaus funktionierte die Absaugeeinrichtung nicht immer, was dazu führte, dass Speichel in seine Lunge floss und regelmäßig Erstickungsanfälle verursachte. Dass R. sich töten wollte, ist aber nicht durch die mangelhafte Pflege ausgelöst worden, sondern auf seinen gespenstischen Zustand zwischen Leben und Tod zurückzuführen, in dem er sich aufgrund der medizinischen Möglichkeiten zwei Jahre lang befand. Eine solche Lebensverlängerung, die nur um ihrer selbst willen geschieht, ergibt für den Betroffenen, das wusste schon Epikur, schlichtweg keinen Sinn: »Wie er [der Weise] Speisen nicht nach ihrer Menge, sondern nach ihrem Wohlgeschmack auswählt, so genießt er auch nicht die Länge, sondern die größte Lust seines Lebens.«[82]

»Natürlich gibt es Fälle von todkranken Menschen, bei denen man Mitleid und Verständnis hat, wenn diese nicht mehr weiterleben wollen«, sagt Jörg-Dietrich Hoppe, Präsident der Bundesärztekammer. »Aber wer hier im Grundsatz nachgibt, riskiert einen Bewusstseinswandel. Wenn man ein bestimmtes Alter erreicht hat und pflegebedürftig ist, wenn man für die Gesellschaft teuer und für Angehörige zur Last wird, dann würde das künftig heißen: ›Hör mal, hier gibt es doch einen Ausweg, da gibt es doch dieses Medikament.‹ Da entsteht Druck auf alte, kranke Menschen. Das wäre verheerend.« Deshalb lehnt Hoppe nicht nur die aktive

---

82) Epikur: Brief an Menoikeus. In: Diogenes Laertios: Leben und Lehre der Philosophen. Aus dem Griechischen übersetzt und herausgegeben von Fritz Jürß. Stuttgart 1998. S. 500.

Sterbehilfe, sondern auch einen begleiteten Freitod prinzipiell ab: »Nach meiner Auffassung besteht Hilfe darin, das man einen Menschen mit Suizidwunsch von dieser Überlegung abbringt. Nicht, dass man ihm hilft, seinen Wunsch zu vollenden. Es ist unnatürlich, dass ein Mensch sterben will. Das Normale ist, dass ein Mensch leben will.«[83]

Wenn es aber »unnatürlich« ist, dass ein Mensch sterben will (ein Argument übrigens, das bereits Thomas von Aquin im 13. Jahrhundert gegen den Suizid ins Feld führte) – was ist dann »natürlich«? Ist es natürlich, Weihnachten auf die Malediven zu fliegen? Oder im Winter Sommergemüse zu essen? Oder am Abend elektrisches Licht einzuschalten? Unser gesamtes Leben über gestehen wir uns zu, die Verhältnisse durch »Künstlichkeit« angenehmer zu gestalten. Wenn aber jemand sein Leben auf »künstliche« Weise beenden will, dann erscheint uns eine solche Maßnahme verwerflich. Darüber hinaus ist offensichtlich, dass nicht nur unsere lebensverkürzenden, sondern auch unsere lebensverlängernden Maßnahmen unnatürlich sind. Denn wie natürlich ist ein Leben, das nur noch von Schläuchen oder Medikamenten abhängt? Und je mehr uns die medizinische Entwicklung Macht über unseren Körper gibt, desto unklarer wird, was mit Natürlichkeit überhaupt noch gemeint sein könnte. »Frauen gehen heute mit einem konkreten Termin ins Krankenhaus und bekommen ihr Kind auf die Stunde genau«, meint die 82-jährige Irmgard Christians. »Und beim Sterben soll mir das einer verwehren? Wenn ich Schmerzen habe? Wenn ich dahinvegetiere? Wenn ich am Leben nicht mehr teilnehmen

83) Wann darf man sterben? Ludwig Minelli im Gespräch mit Prof. Dr. Jörg-Dietrich Hoppe. In: Stern. Heft 14. 2005. http://www.stern.de/politik/panorama/538380.html?nv=hp_sr

kann? Wenn ich Glück nicht mehr empfinden kann?«[84] Irmgard Christians leidet unter einer Zerebellaren Atrophie, ihr Kleinhirn kann ihre Bewegungen nicht mehr richtig steuern. Zum Laufen braucht sie mittlerweile einen Gehwagen, sie hat Schluckbeschwerden und seit neuestem auch Darmprobleme. »Ich weiß sehr genau, was gesundheitlich auf mich zukommt: Ich werde irgendwann nur noch liegen können, werde künstlich ernährt werden müssen und kann nur noch auf mein Ende warten. Aber ich will nicht jahrelang hilflos in einem Pflegeheim liegen, wie ein Baby versorgt werden und für die Gesellschaft kein nützliches Mitglied mehr sein. So ein Ende wünsche ich mir nicht.«[85]

Es ist nicht natürlich, die Antibabypille zu nehmen, mithilfe eines Kaiserschnitts zu gebären, Föten abzutreiben oder eine Geschlechtsumwandlung vorzunehmen. Und genauso wenig ist es natürlich, seine Notdurft durch einen künstlichen Darmausgang zu verrichten, täglich Tabletten gegen Parkinson und Arthrose zu schlucken oder durch Morphium geistig lahmgelegt zu werden. Was heißt überhaupt natürlich? Lassen sich Natürlichkeit und Künstlichkeit noch klar voneinander unterscheiden? Tatsächlich scheint an die Stelle dieses Unterschieds mehr und mehr die Frage zu treten, was wir in Anbetracht des medizinisch und technisch Möglichen wollen.

---

84) Stern. Nr. 48. 23. November 2006. S. 39.
85) Ebd.

V.
»Mein Wille geschehe«
Selbstbestimmung im Zeitalter der Moderne

Wir kommen aus ohne Gott.
Wir schaffen es nicht ohne den Anderen.
Jean Améry, *Hand an sich legen*

Vermeintliche Gewissheiten werden von Menschen schon immer hinterfragt. Seit dem Ende des 18. Jahrhunderts aber ist der Zweifel geradezu programmatisch geworden. Zu jener Zeit forderte Immanuel Kant die Menschen heraus, ihre Vernunft an die Stelle einer göttlich verbürgten Wahrheit zu setzen, die zwar überaus bequem, aber gleichzeitig im höchsten Maße entmündigend sei. Und in der Tat: Wer an Gott glaubt, dem sind moralische Grundsätze wesentlich strikter vorgegeben als einem Nichtgläubigen. Der Gläubige hat ein Bezugssystem, auf das er sich im Zweifelsfall berufen kann. Mit einem im strengen Sinne selbstverantwortlichen Handeln hat die Befolgung göttlich verbürgter Grundsätze aber wenig zu tun – und deshalb versteht sich der moderne Mensch ganz im Sinne Kants nicht mehr als ein gehorsamer Diener Gottes, sondern versucht seit über zweihundert Jahren unermüdlich, sich selbst die Grundlagen für sein Handeln zu schaffen.

Eine solche Ermächtigung ist nicht nur mit verantwortungsvoller Souveränität, sondern auch mit schwerwiegenden Problemen behaftet: Warum sollten wir, wenn Gott tot ist, überhaupt noch moralisch handeln? In der *Dialektik der Aufklärung* bringen Max Horkheimer und Theodor W. Adorno dieses Dilemma folgendermaßen auf den Punkt: »Die

Morallehren der Aufklärung zeugen von dem hoffnungslosen Streben, an Stelle der geschwächten Religion einen
intellektuellen Grund dafür zu finden, in der Gesellschaft
auszuhalten, wenn das Interesse versagt.«[86] Wenn also eine
göttlich verfügte Scheidung in Gut und Böse und auch ein
heil- beziehungsweise unheilversprechendes Jenseits obso-
let wird, dann gibt es keinen guten Grund mehr, sich moralisch zu verhalten. Denn wer ist schon so unvernünftig und
verzichtet auf seinen Vorteil, wenn es keine transzendente
Instanz mehr gibt, die dies bestrafen könnte? »Gott starb:
nun wollen w i r, – dass der Übermensch lebe«[87], schrieb
Friedrich Nietzsche hundert Jahre nach Kant. Auch wenn
ein solcher »Übermensch« sich Nietzsche zufolge nicht
der Illusion hingeben darf, dass alles erlaubt sei, so ist er
doch ein Wesen, das den eigenen *Willen* an die erste Stelle
setzt. Die Verantwortung, die wir im Zuge der Aufklärung
übernommen haben, droht in eine gefährliche Selbster-
mächtigung umzuschlagen, durch die sich das Individuum
mit seinen Wünschen, Bedürfnissen und Begehrlichkeiten
über das gesellschaftliche Allgemeinwohl erhebt.

In der Debatte um die Selbstbestimmung zeigt sich dieser kulturgeschichtliche Hintergrund *par excellence* – in ihr
spitzt sich eben jene Dialektik zu, in welcher der Mensch
seit Beginn der Moderne gefangen ist: Auf der einen Seite
will sich der aufgeklärte Mensch nicht bevormunden lassen,
sich nicht länger metaphysisch verankerten Dogmen unter-

---

86) Horkheimer, Max; Adorno, Theodor W.: Dialektik der Aufklärung. Philosophische Fragmente. Frankfurt am Main 1988. S. 92.

87) Nietzsche, Friedrich: Also sprach Zarathustra. In: Kritische Studienausgabe. Herausgegeben von Giorgio Colli und Mazzino Montinari. Band 4.
München 2002. S. 357.

werfen, sondern selbst für sein Leben verantwortlich sein. Wir lassen uns nicht mehr durch elterliche oder sonstige Autoritäten in unsere Zukunftsplanung hineinreden, sondern entscheiden selbst, ob wir Kinder haben wollen oder nicht und ob wir uns von unserem Partner trennen, wenn das Zusammenleben nicht mehr mit unserer Vorstellung von Glück vereinbar ist. Auch und insbesondere unser Körper liegt nicht länger in fremden oder gar göttlichen Händen, sondern wir beanspruchen selbst die Verfügungsgewalt. Wir setzen Patientenverfügungen auf, besitzen Organspenderausweise, entscheiden uns in den ersten Wochen einer Schwangerschaft für oder gegen ein Kind – und manchmal infolge schwerwiegender Krisen oder Krankheiten sogar gegen das eigene Leben.

Auf der anderen Seite aber droht das Recht auf Selbstbestimmung fortwährend in eine prekäre Selbstbezüglichkeit umzuschlagen. So fällt es uns ganz offensichtlich immer schwerer, Kontrolle abzugeben und bestimmte Dinge einfach auf uns zukommen zu lassen. Wenn wir beispielsweise ein Kind erwarten, dann wollen wir nicht nur wissen, ob es ein Junge oder ein Mädchen wird, sondern wir lassen pränatale Diagnostiken durchführen, um im Fall einer möglichen Behinderung die Schwangerschaft rechtzeitig abbrechen zu können. Wir lesen Ratgeber, um jede Eventualität kalkulierbar zu machen, und am besten gebären wir per Kaiserschnitt, damit der Geburtstermin auf die Minute genau festgelegt werden kann. Vor diesem Hintergrund wäre nun zu fragen, ob nicht die Freitodhilfe den modernen Willen nach Selbstbestimmung insofern auf die Spitze treibt, als wir noch nicht einmal mehr am Lebens*ende* die Zügel aus der Hand geben wollen. Gemeint sind hier nicht todkranke Menschen, die keinerlei Lebensperspektive mehr haben und nur noch unvorstellbare, palliativ nicht mehr einzudämmende Schmerzen oder Körperzustände erleiden. Es gibt vielmehr auch Fälle, in denen eine diffuse Angst vor Pflegebedürftigkeit oder einer eingeschränkten Mobilität im Vordergrund steht. Unser Wunsch nach Kontrolle, der durch die zunehmende Technisierung immer weiter verstärkt wird, führt zu einer immer geringeren Akzeptanz der Tatsache, dass wir unsere Existenz nicht vollkommen beherrschen. Dass andere uns irgendwann einmal pflegen müssen, erscheint uns geradezu widerwärtig, da dies bedeuten würde, die Kontrolle unwiederbringlich aus der Hand zu geben – und deshalb erwerben wir bereits in gesundem Zustand einen Mitgliedsausweis bei *Exit*, damit wir für alle Fälle gewappnet sind.

Die Angst vor der eigenen Pflegebedürftigkeit ist jedoch nur die Spitze des Eisbergs. Viel grundsätzlicher fürchten wir uns vor dem Zahn der Zeit, der an uns nagt – und aus diesem Grund sind wir unermüdlich damit beschäftigt, der Vergänglichkeit entgegenzuarbeiten: So fordert es das viel beschworene Dogma der »Ewigen Jugend«, dass wir uns durch Sport, Wellnesskuren, Diäten oder den Besuch beim Schönheitschirurgen möglichst lange jung halten. Mit Selbstbestimmung hat ein solches Aufreiben im Dienste kultureller Anforderungen allerdings wenig zu tun – und in der Tat ist das moderne Subjekt (lat. sub-iectum; »Unterworfenes«) wesentlich weniger autonom als man landläufig annimmt. Es ist vielmehr umgeben und durchzogen von den unterschiedlichsten Machtdiskursen, die seine Existenz fortwährend beeinflussen und sogar konstituieren. Aus dieser Perspektive erscheint der moderne Mensch auf einmal nicht mehr als ein souveräner Selbstbestimmer, sondern eher als ein gehorsamer Knecht, der zwar nicht mehr im Dienst eines Gottes steht, aber stattdessen so unentwegt wie vergeblich versucht, dem geforderten Ideal des perfekten Menschen nahezukommen. Was geschieht, wenn wir uns von diesem Ideal wegen alters- oder krankheitsbedingtem Verfall endgültig verabschieden müssen? Können wir uns überhaupt noch als Mensch fühlen, wenn sich das idealisierte Menschenbild mehr und mehr dem einer reibungslos funktionierenden Maschine anzunähern scheint – einer Maschine, die gerade nicht die Hilfe anderer braucht, sondern allein durch sich selbst in Gang bleibt und zuverlässig einsetzbar ist? Dieses Ideal wird vor allem in der gegenwärtigen Arbeitswelt hochgehalten, die »Flexibilität« fordert und deshalb in einem prekären Spannungsverhältnis zur – familiären, freundschaftlichen beziehungsweise allgemein zwischenmenschlichen – Gemeinschaftlichkeit zu stehen scheint. Wer sich für seine Arbeit nicht aufopfert, dem wird schnell mangelnder Ehrgeiz vorgeworfen oder gar fehlendes Interesse an einer beruflichen Karriere unterstellt. Und wer Kinder haben möchte, muss sich damit abfinden, dass die gesellschaftlich geforderte »Selbstverwirklichung« auf der Strecke bleibt, weil sie nach wie vor nicht an die Reproduktion, sondern an die Produktion geknüpft ist.

Doch obwohl das Ideal der allzeit einsetzbaren Maschine unterschwellig unseren Zeitgeist bestimmt, scheint der Mensch immer noch – und vielleicht sogar mehr denn je – ein tiefes Bedürfnis nach zwischenmenschlicher Nähe zu haben. Partnerbörsen schießen seit geraumer Zeit wie Pilze aus dem Boden, und Krankheiten wie *Workaholism* und *Burnout* sind eindeutige Signale dafür, dass die Arbeit doch keine allumfassende Befriedigung bringt. Weil aber das Bedürfnis nach Nähe in vielen Fällen für Schwäche gehalten oder gar nicht wahrgenommen wird, ziehen sich Menschen immer häufiger in die Einsamkeit zurück – eine Einsamkeit, die sie bisweilen mit Autonomie verwechseln. Diese Verwechslung ist der Tatsache geschuldet, dass wir uns nur schwer damit abfinden können, dass der Mensch kein autonomes Wesen, sondern ganz fundamental von anderen abhängig ist. Denn der andere, schreibt Jean Améry, ist mehr als »die Brust der Mutter und die hilfreiche Hand der Krankenschwester…: das Du nämlich, ohne das ich niemals Ich zu sein vermöchte. Was wir tun, was wir lassen, ist stets, in Haß, in Leidenschaft, in Freundschaft und noch in Indifferenz, auf den Anderen bezogen.«[88] Auch wenn der Mensch am Beginn der Moderne an die Stelle Gottes getreten ist, so heißt das nicht, dass er diese Position als Einzelner besetzt.

Kulturhistorisch betrachtet befinden wir uns demzufolge in einer spannungsgeladenen Zwischenphase. Aufgerufen, uns unseres eigenen Verstandes zu bedienen – ein Aufruf, der unbestritten zu den wichtigsten Errungenschaften der abendländischen Kultur gehört –, suchen wir nach einem geeigneten Weg, unsere neu gewonnene Souveränität sinnvoll in individuelle und gesellschaftliche Praxis umzusetzen. Der ehemalige Pfarrer und Freitodbegleiter Werner Kriersi formuliert diese Suche, die durch lange geschichtliche Prozesse geprägt und hervorgerufen wurde, folgendermaßen:

»Wir haben sozusagen das Himmelsdach eingeschlagen durch Kopernikus und die Aufklärung. Wir haben eine

---

88) Jean Améry: Hand an sich legen. S. 113.

Geborgenheit verloren, die der antike und der mittelalterliche Mensch hatte. Die haben schwerste Lebensverhältnisse durchstehen können dank dieser, sagen wir: metaphysischen Geborgenheit. Ich sage nicht als Theologe, dass es ein Fehler ist, dass wir diese metaphysische Geborgenheit verloren hätten. Das ist eine geistesgeschichtliche Entwicklung, die weit über den Willen des Einzelnen hinausgeht. Und ich bin überzeugt, dass die hineinführt in ein neues Lebensverständnis, in neue Lebensverhältnisse, dass wir sozusagen inmitten einer gewaltigen geistigen Krise leben, die nicht zu umgehen ist, die wir durchstehen und durchleiden müssen für neue Lebensverhältnisse. Das ist, wie wenn man am Umziehen ist, man hat die alte Wohnung verlassen und die neue noch nicht gefunden, man ist noch nicht heimisch. Wir sind eine geistig tief entborgene Gesellschaft.«

Dieser Entborgenheit begegnen wir gegenwärtig mit einem immer stärker werdenden Wunsch nach Kontrolle und Selbstbestimmung. Wenn wir diesem Wunsch nachgeben, ohne seine dialektische Kehrseite – die damit einhergehende Vereinzelung – zu sehen, existiert die Gefahr, dass der Mensch sich von sich selbst entfremdet. Besteht unsere Gattung tatsächlich aus derart autonomen Einzelwesen, deren Hauptinteresse in der Kontrolle des eigenen Lebens und Sterbens liegt? Oder ist die Tatsache, dass Menschen in der Schweiz sich an *andere* wenden, um aus dem Leben zu gehen, nicht ein untrügliches und nachdenklich stimmendes Zeichen für die fundamentale Sozialität des Menschen? »Ich würde vermuten«, meint Walter Fesenbeckh mit Blick auf jene Menschen, die sich nicht primär aufgrund einer Krankheit, sondern aufgrund von Einsamkeit und Lebensüberdruss bei *Exit* melden, »dass, wenn unsere Gesellschaft mehr kommunikative, tragende Strukturen hätte,... es weniger Leute gäbe, die diesen Weg gehen wollen... Sie hätten zum Beispiel den Wunsch, die Hochzeit der Enkelin oder die Taufe des Urenkels zu erleben... Ich denke, ein bisschen ist das, was da geschieht bei uns, ein Reflex auf die Atomisierung der Gesellschaft in lauter einzelne Individuen.«

Der moderne Mensch ist für sich selbst verantwortlich – sowohl für sein Leben als auch für seinen Tod. Die Zweischneidigkeit einer solchen Verantwortung liegt darin, dass sie ihn mit einer Macht ausstattet, die ihn zuweilen von den anderen Menschen, die das eigentliche Fundament seiner Existenz sind, entfernt. Eine große gesellschaftliche Aufgabe bestünde demnach darin, die wunderbare Freiheit, welche die Aufklärung mit sich brachte, nicht länger in einen Gegensatz, sondern in eine Verbindung zur Zwischenmenschlichkeit zu setzen. Dass sich, wenn diese Verbindung gelänge, weniger Menschen für eine Freitodhilfe entscheiden müssten, wäre zu hoffen.

VI.
»Niemand soll sich schuldig fühlen«
Zwei Freitodbegleitungen bei *Exit*

Paul Zögli

Der Anruf kam Anfang September. Am Telefon war Erika Hobel, eine Mitarbeiterin von *Exit*, die mir mitteilte, dass ich in zwei Wochen an einer Freitodbegleitung teilnehmen könne, in der Geschäftsstelle in der Mühlezelgstraße. Es handle sich um Paul Zögli, einen alten, herzkranken Mann, der mit *Exit* aus dem Leben gehen wolle und mit meiner Anwesenheit einverstanden sei. Außerdem habe er sich bereit erklärt, noch eine Viertelstunde mit mir allein zu sprechen, wenn ich das wünsche. Ich sagte, dass ich selbstverständlich zu besagtem Termin nach Zürich reisen würde.

Zwei Stunden später verließ ich das Büro, um in der letzten Nachmittagssonne einen Kaffee zu trinken. Die bevorstehende Reise beunruhigte mich. Wie lebt jemand, fragte ich mich, der weiß, dass er am 14. September 2006 um voraussichtlich 17 Uhr tot sein wird? Denkt Paul Zögli gerade an diesen Tag? Oder vergisst er zwischendurch, dass er nur noch zwei Wochen zu leben hat? Ich versuchte mir vorzustellen, wie er morgens in seinem Seniorenheim aufwacht, sich ankleidet, das Frühstück einnimmt und die tagtäglichen Dinge verrichtet, die ein 83-jähriger Mann mit krankem Herzen noch zu verrichten vermag. Wie er zum fünft-, viert-, dritt-, zweit- und allerletzten Mal einen lieb gewonnenen Weg entlangläuft. Wie er sich ein letztes Mal im Spiegel betrachtet.

Am verabredeten Tag fahre ich mit der Tram in die Mühlezelgstraße 45. Der Gedanke, dass ich gleich einen

Menschen sterben sehen werde, ist immer noch vollkommen abstrakt. Vor ein paar Tagen hat mir ein Freund geraten, nicht nach Zürich zu fahren. Ich könne das Buch auch schreiben, ohne mir »so etwas anzutun«. Aber was genau tue ich mir an? Ich kenne zwar Todes*angst*, psychische wie physische, und doch scheint mir das Gefühl zu fehlen, das zum Tod *selbst* gehört.

Lochergut. Noch sechs Stationen, dann bin ich da. Mein Magen knurrt. Vielleicht hätte ich doch vorher noch eine Kleinigkeit essen sollen. – *Zypressenstraße.* Es ist mir peinlich, dass ich ans Essen denke. Ob Herr Zögli sich gerade überlegt, was er anzieht? *Albisrieder Platz.* Auf der gegenüberliegenden Straßenseite entdecke ich eine Bäckerei. Ich schaue auf die Uhr. Viertel vor drei. Um drei bin ich mit dem Freitodbegleiter verabredet, um noch einen Blick in die Akten zu werfen. Um viertel vor vier kommt Paul Zögli mit seinem Sohn und drei Bekannten. Ich entscheide mich weiterzufahren. *Krematorium Sihlfeld.* Mit einem Mal werde ich nervös, ich spüre, wie mein Herz pocht. Ist Herr Zögli nervös? Kann man aufgeregt sein angesichts eines Ereignisses, das unweigerlich das letzte sein wird? *Hubertus.* Die vorletzte Station. Mir fällt ein, dass ich Erika Hobel gar nicht gefragt habe, ob die Angehörigen von meiner Anwesenheit unterrichtet sind. *Siemens.* Ich steige aus der Tram. Während ich noch an die Angehörigen denke, tragen mich meine Füße in den kleinen Imbiss, der sich nahe der Station befindet. Ich bestelle eine Laugenstange mit Käse und gehe weiter.

Zwei Minuten später erreiche ich das weiß getünchte, schlichte Gebäude, das sich mitten in einem Wohngebiet befindet. Ich stopfe den Rest der Laugenstange in meine Tasche und drücke auf die Klingel. »Exit« steht in Großbuchstaben über dem Knopf. Ein paar Sekunden später summt es, ich öffne die Tür.

Wie bei meinen letzten Besuchen kommt mir auf halber Treppe die Sekretärin entgegen. Wir begrüßen uns und gehen gemeinsam in den ersten Stock, wo sich die Büroräume befinden. Im Haus herrscht reger Betrieb, vor dem Kopierer steht eine Praktikantin, die ich noch nicht kenne. Ansonsten begegnen mir nur bekannte Gesichter, ich schüttle Hände, wechsle Worte und erfahre, dass Federico Zini, der für heute zuständige Freitodbegleiter, noch nicht da sei, aber jeden Augenblick kommen müsse. Ich frage, ob ich die Zeit nutzen dürfe, um noch ein paar Fotos vom Sterbezimmer zu machen.

Ich gehe die Treppe hinunter, wende mich nach links und steure die geschlossene weiße Tür am Ende des Ganges an. Obwohl mir das Fotografieren ausdrücklich erlaubt wurde, drehe mich um und versichere mich, dass niemand sieht, wie ich die Digitalkamera aus der Tasche ziehe. Ich öffne die Tür, schalte das Licht an und sofort fällt mein Blick auf das grün bezogene, sorgfältig gemachte Bett, das an der linken Wand des etwa zwölf Quadratmeter großen Raumes steht. Über dem Bett hängt eine vergrößerte Fotografie, die kreisförmige Wellen im Wasser zeigt. Neben dem Kopfende steht eine kleine Musikanlage. Am Fußende des Bettes hat jemand einen frischen Blumenstrauß auf ein Tischchen gestellt. Vor dem Fenster steht ein weißer Sessel, ein zweiter befindet sich zu meiner Rechten. Zwischen den Sesseln entdecke ich einen zweiten kleinen Tisch in der Form eines Würfels mit Rollen an der Unterseite. Aus irgendeinem Grund drehe ich ihn um seine eigene Achse, auf der Hinterseite ist ein Ablagefach eingelassen, in dem ein Paar schwarze Herrenschuhe stehen. Schnell drehe ich das Ablagefach wieder zur Wand. Ich fotografiere das Bett, die Blumen, die Sessel. Unschlüssig bleibe ich stehen, dann gehe ich ein zweites Mal zu dem Tisch, rolle ihn herum und drücke auf den Auslöser.

Vorsichtig schließe ich die Tür. Ich habe das Gefühl, geradezu verräterisch nach Schweiß und Käsebrot zu riechen. Ich ziehe meinen Blazer aus, lege ihn über den Arm und gehe zu dem Wasserspender, der sich im Flur gleich neben dem Besuchertisch befindet. *Eden* steht in großen Lettern über dem runden, blauen Behälter; die aufgeschichteten Plastikbecher sind mit demselben Schriftzug versehen. Gedankenverloren schaue ich zu dem in die gegenüberliegende Wand eingelassenen Aquarium hinüber. Als ich gerade überlege, wer für das Füttern der Fische zuständig sein könnte, tritt ein großer, hagerer Mann mit grauen Haaren an den Besuchertisch.

Es ist Federico Zini. Vor ein paar Monaten sind wir uns auf einer Versammlung im Züricher Hotel *Central* begegnet, auf der die kaum noch zu bewältigende Antragsmenge von Nichtmitgliedern diskutiert wurde. Bemängelt wurde in diesem Zusammenhang auch, dass ungefähr die Hälfte der Arbeit von gerade einmal drei Freitodbegleitern erledigt wird – unter ihnen Federico Zini. Der sehr zuvorkommende, freundliche Herr, der während der Versammlung direkt neben mir saß und mich in der Pause mit einem vorzüglichen Stück Apfelkuchen versorgte, begleitet pro Jahr knapp 40 Menschen in den Tod. Er hilft also beinahe jede Woche bei einem Suizid.

Federico wirkt auf mich wie jemand, der sich viel Zeit zum Lesen und Kochen nimmt. Wir geben uns die Hand, wechseln ein paar wohlmeinende Worte und gehen in die an das Sterbezimmer angrenzende Küche. Kaum haben wir an dem großen Tisch Platz genommen, erscheint die Praktikantin in der Tür, um Federico ein kleines, braunes Fläschchen zu übergeben. »Ah, da kommt die Post«, sagt er lächelnd. Er nimmt das Fläschchen entgegen und stellt es zwischen uns auf den Tisch. Ich lese: *Natrium-Pentobarbital.* Vorsichtig nehme ich das Medikament in die Hand, halte es zwischen Daumen und Zeigefinger. *Paul Zögli* lese ich auf der Rückseite.

Federico erklärt mir, dass das »NaP«, so lautet die bei *Exit* gängige Abkürzung, einen absolut schmerzfreien Tod ermögliche. Das in Wasser aufgelöste Pulver – in der Regel werden 15 Gramm verabreicht, eine Dosis, die garantiert zum Tod führt – lasse den Sterbewilligen kurz nach der Einnahme in ein tiefes Koma fallen, nach ungefähr zehn oder zwanzig Minuten setze die Atmung aus. Vor der Einnahme müsse allerdings unbedingt ein Antibrechmittel getrunken werden, da das »NaP« scheußlich schmecke und Übelkeit hervorrufe. Die Zeitspanne zwischen der Einnahme des Antibrechmittels und des »NaPs« müsse mindestens zwanzig Minuten betragen, damit das Antibrechmittel wirken könne. Ich nicke verständig, doch obwohl ich Federico anschaue, fällt es mir schwer, seinen Worten zu folgen.

Vorsichtig stelle ich das Fläschchen zurück auf den Tisch und schiebe es mit dem Zeigefinger noch ein kleines Stückchen weiter in die Richtung meines beschäftigten Gegenübers. Federico hat inzwischen eine Akte aus seiner Tasche genommen, die mit geöffnetem Pappdeckel vor ihm liegt. Er müsse noch kurz diesen Bogen ausfüllen, dann stünde er mir zur Verfügung, sagt er. Ich sehe zu, wie er in gestochener Druckschrift langsam und sorgfältig die Lücken füllt:

Freitoderklärung
Nach reiflicher Überlegung mache ich heute von meinem Recht Gebrauch, selbst über die Beendigung meines Lebens zu bestimmen.

Ich,   *Zögli, Paul*   *Geb.Datum 05.06.1923*
                 (Name, Vorname)

leite heute,   *Donnerstag, 14.09.2006*
                 (Wochentag und genaues Datum)

meinen Freitod ein. Ich erkläre, Exit in keiner Weise haftbar zu machen, falls mein Freitod scheitern sollte.
Ich beauftrage Exit, deren Mitglied ich bin, in aller Form, meine Interessen zu vertreten und durchzusetzen.

Auf meinen ausdrücklichen Wunsch sind als Zeugen anwesend:
1. *Zögli, Frank, Sohn*
2. *Baumann, Gaby, Bekannte*
3. *Müller, Dieter, Freund*
4. *Schober, Klaus, Bekannter*
5. *Flaßpöhler, Svenja, Autorin*
6. *Zini, Federico, Exit*

Über meine hoffnungslose Krankheit und meinen Freitodentschluss ist
Dr. med.   *Matthias Hörner,   Telefon*
orientiert.
Meine Exit-Mitglied-Nummer:
Ort und Datum: 8047 Zürich,   14.09.2006
Unterschrift:

Federico legt das Papier zur Seite und erklärt mir, dass Herr Zögli die Freitoderklärung vor der Einnahme des Natrium-Pentobarbitals unterschreiben muss. Er schaut auf die Uhr. Es ist zwanzig nach drei. In ungefähr zehn Minuten habe er sich um die Vorbereitung des Sterbezimmers zu kümmern, sagt er ruhig und freundlich, er werde mir dann die Akte zur Einsicht auf dem Tisch liegen lassen. Bis dahin könne ich ihm gerne noch ein paar Fragen stellen. Ob es denn etwas gebe, das ich von ihm wissen wolle.

Ich frage ihn, mit welchen Empfindungen er Menschen in einem fast wöchentlichen Rhythmus ein Medikament reicht, die dann nur wenige Minuten nach der Einnahme in seiner Gegenwart sterben. Er schaut mich an und lächelt, als verstünde er meine Frage nur zu gut. »Wenn jemand seinen Wunsch äußert, aus dem Leben zu gehen, dann ist es meine Aufgabe, ihm dabei zu helfen«, erklärt er mir mit leicht italienischem Akzent. »Ich verstehe mich als Chirurg, als ein Werkzeug. Ich unterstütze jemanden in seinem Sterbewunsch und halte meine Persönlichkeit, meine Gefühle so weit es geht außen vor.« Vor allem die Worte »Chirurg« und »Werkzeug« betont er auf eine Weise, als hätte sich diese Antwort mit der Zeit eingeschliffen. Auf die Frage, wie ihm eine derart saubere Trennung gelinge, antwortet er mir, er finde es gut und vernünftig, dass ein Mensch nicht nur frei über sein Leben, sondern auch über seinen Tod entscheiden könne. Seine Aufgabe sehe er einzig und allein darin, das ideelle Recht auf Selbstbestimmung, das im Fall eines Todeswunsches häufig mit Füßen getreten werde, in der Praxis zu ermöglichen.

Ich möchte wissen, ob es für Federico Grenzen gibt, Fälle also, in denen er eine Mithilfe ablehnt – etwa, wenn

der Sterbewillige sich weigert, die Angehörigen zu informieren oder diese die Freitodentscheidung nicht mittragen.
Er antwortet, er bemühe sich durchaus, den Sterbewilligen
mit seinen Verwandten und Freunden ins Gespräch zu
bringen. Wenn dies aber aus irgendwelchen Gründen miss-
linge, dann sei in jedem Fall das Selbstbestimmungsrecht
ausschlaggebend, nicht die Einwände vonseiten Dritter.
Meistens jedoch sei die Situation geklärt, und sogar Paul
Zögli habe seinen Sohn informiert, obwohl zwischen den
beiden seit vielen Jahren kein Kontakt mehr bestanden habe.
Federico blättert in seinen Unterlagen und reicht mir den
Bericht des Erstgesprächs herüber, den er ordnungsgemäß
für die Akte verfasst hat. Mit dem Zeigefinger tippt er auf
die Mitte des Blattes. Ich lese: »Hr. Z. hat mir versprochen,
dass er seinen Sohn über seinen FT-Entschluss informieren,
das Datum der FTB ihm aber nicht bekannt geben wird.«
Letzteres habe Herr Zögli dann aber offensichtlich doch
noch getan, sagt Federico, denn der Sohn sei heute ja anwesend. Ich frage, ob er mehr über den Konflikt zwischen
Vater und Sohn wisse, ob er Paul Zögli nach dem Erstgespräch noch einmal getroffen habe. Nein, das Gespräch im
Seniorenheim sei das erste und einzige gewesen.

Ich vertiefe mich in die Akte, um mehr über Paul
Zögli zu erfahren. Federico ist inzwischen gegangen, um
das Sterbezimmer herzurichten. Es ist halb vier. Zuerst
nehme ich mir den bereits begonnenen Gesprächsbericht
vor. Ich erfahre, dass Zögli sich nach jahrzehntelanger Ehe
von seiner Frau getrennt hat, um mit einer neuen Lebens-
partnerin zusammenzuleben. Diese neue Partnerin ist vor
kurzem gestorben. »Vor zehn Jahren«, so lese ich einen
Absatz tiefer, »erlitt Hr. Z. einen Herzinfarkt.« Meine Au-

gen wandern ein paar Zeilen nach oben. Vor zehn Jahren war auch der Kontakt zum Sohn abgebrochen. »Fünf Jahre später wurden ein Stent und ein Schrittmacher implantiert. Inzwischen zwei Herzkollapse. Herzfunktion auf 60-70 % reduziert. Die Folge sind mehrere Nebenerscheinungen, die Hr. Z. sehr zu schaffen machen: Niereninsuffizienz, Wasser in den Beinen, Hautausschläge, usw.« Dann, viel schneller als ich erwarte, kommt der Satz, auf den alles hinausläuft: »Von einer Herzoperation hat man Hr. Z. abgeraten: sie wäre mit großen Risiken verbunden. Unter diesen Umständen hat er sich zum FT mit *Exit* Beihilfe entschlossen.«

Ich lege den Gesprächsbericht zur Seite, um mir das ärztliche Gutachten näher anzusehen. *Ärztliches Zeugnis für Zögli, Paul, geb. 05. 06. 1923* lese ich in der Betreffzeile. »Auf Wunsch des Patienten informiere ich Sie über die Diagnosen von Herrn Zögli sowie meine prognostische Einschätzung.« Im Anschluss an eine in Stichpunkten aufgeführte und für mich weitgehend unverständliche Diagnose (»Biventriku-läre Herzinsuffizienz mit koronarer Herzkrankheit und Status nach Myocardinfarkt«) schreibt der Arzt:

»Trotz ausgebauter kardialer Therapie besteht weiterhin eine schwere Herzinsuffizienz mit erheblicher körperlicher Limitierung. Das Leiden ist progredient und nicht heilbar. Für Herrn Zögli sind die körperlichen Folgen der Herz-insuffizienz sowie die dauernden Schmerzen durch das Rückenleiden und die Arthrosen schwer zu ertragen, und er äusserte mir gegenüber immer wieder, dass unter diesen Umständen für ihn das Leben nicht mehr lebenswert sei. Herr Zögli tat dies bei klarem Verstand. Ich erachte ihn als voll handlungs- und urteilsfähig.«

Ich schaue auf die Uhr, es ist fünf nach halb vier. Zügig blättere ich weiter. An einem handgeschriebenen Brief bleibt mein Blick hängen.

In diesem Moment kommt Federico in die Küche, um etwas in seiner Tasche zu suchen. Er müsse noch die CD einlegen, sagt er und legt zwei Hüllen auf den Tisch. »Welche würdest du nehmen?«, fragt er, »Mahlers ›Adagietto‹ oder Tschaikowskys ›Pathétique‹?« Statt einer Antwort frage ich, ob Herr Zögli sich eines dieser beiden Stücke gewünscht habe. Federico schüttelt den Kopf, nein, er habe sich lediglich Musik gewünscht, die Auswahl aber ihm überlassen. Für einen kurzen Moment schauen wir beide stumm auf die CDs, dann entscheidet sich Federico für Mahler. Er verlässt den Raum. Erleichtert, noch ein paar Minuten Zeit zu haben, richte ich meinen Blick wieder auf das handgeschriebene Blatt Papier.

An dem Datum erkenne ich, dass der Brief noch vor dem Erstgespräch aufgesetzt wurde. Die Zeilen sind schnurgerade, die Schrift ist gleichmäßig und trotzdem charaktervoll. »...besten Dank für die prompte Zusendung der *Exit*-Unterlagen«, lese ich im ersten Absatz. Es handelt sich offensichtlich um eine erste Abklärung der Formalitäten. Er, Paul Zögli, habe die erforderlichen Dokumente beigelegt, um »die notwendigen Präliminarien einzuleiten«. *Präliminarien.* Weiter unten fällt mir die Formulierung »umgehende speditive Bearbeitung« ins Auge. Ganz offensichtlich ein gebildeter Mann, der es gewohnt ist, sich präzise und absolut nüchtern auszudrücken – selbst dann, wenn es um den eigenen Tod geht.

Zwanzig vor vier klingelt es an der Tür. Sollte Paul Zögli tatsächlich zu früh zu seinem Sterbetermin kommen?

Schnell schiebe ich die Papiere zusammen. Ich höre, wie Federico in den Flur tritt, mit ruhigen Schritten den Gang entlanggeht und langsam die kleine Treppe zur Haustür hinuntersteigt. Ein kurzes Räuspern, dann das Klicken des sich öffnenden Schlosses. Ganz vage vernehme ich eine Begrüßung, die so leise ist, dass ich die einzelnen Worte nicht verstehe. Dann klickt es wieder, mit schnellen Schritten nähert sich jemand der Küche. Es ist Federico. Das sei der Sohn gewesen, er wolle draußen warten, bis sein Vater kommt.

Ich bin zu nervös, um weiter in der Akte zu lesen, und gehe mit Federico ins Sterbezimmer. Das Licht ist gedämpft, doch die Kerzen, die sich auf den zwei kleinen Tischen befinden, sind nicht entzündet. Auf der Musikanlage liegt die leere *Adagietto*-Hülle. Federico hockt neben dem Bett und testet die Fernbedienung, mit der sich Kopf- und Fußende verstellen lassen. Er drückt auf die Knöpfe – aber es passiert nichts. Eilig geht er aus dem Zimmer, um Gino, den Buchhalter, aus dem ersten Stock zu holen. Nachdem der seine Arbeit erledigt und den Raum wieder verlassen hat, bittet Federico mich, mit ihm gemeinsam ein paar Stühle aus der Küche zu holen, da die beiden Sessel nicht ausreichen werden. Als ich den letzten Stuhl neben das Tischchen stelle, in dem die schwarzen Schuhe auf ihre Entdeckung warten, klingelt es. Es ist 15 Uhr 45.

Anstatt Federico zur Haustür zu folgen, gehe ich in die Küche. Zwischen Anrichte und Tisch bleibe ich stehen, schaue hilflos im Raum umher. Gedämpfte Stimmen. Schritte. Federico fragt etwas, eine weibliche Stimme gibt eine kurze, knappe Antwort. Meinem Gefühl nach stehen sie jetzt vor dem Aquarium. Wie von selbst setzen sich meine Füße plötzlich in Bewegung. Ich betrete den Flur, und bemüht, meine Stiefel flach aufzusetzen, um das laute Geräusch des Absatzes zu vermeiden, gehe ich auf die kleine Gruppe zu, die tatsächlich vor dem Aquarium stehen geblieben ist. Im Zentrum der Gruppe steht ein zierlicher alter Mann. Er trägt ein helles Hemd und eine blaue Hose, die durch zwei rot-weiß gestreifte Träger gehalten wird. Mit der linken Hand stützt er sich auf einen hölzernen Gehstock. Sein Haar ist schütter und schlohweiß, seine Lippen auffallend schmal. Dunkle Tränensäcke hängen schwer unter den grünbraunen Augen und verleihen seinem Gesichtsausdruck etwas Müdes, Aufgezehrtes – doch sein Blick, der mich trifft, ist gestochen scharf und hellwach. Ich gebe ihm die Hand, sage meinen Namen. Er lächelt.

Während Federico sich unauffällig entfernt, um etwas in der Küche zu erledigen – spätestens jetzt bin ich mir sicher, dass alle Beteiligten über mich informiert sind, sonst hätte er mich noch einmal vorgestellt –, wende ich mich den übrigen Anwesenden zu. Drei Männer, eine Frau. Ich schätze alle vier auf Mitte vierzig. Aus irgendeinem Grund vermute ich, dass der Herr, der sich in auffälliger Weise im Hintergrund hält, der Sohn ist. Er trägt einen dunklen Anzug mit perfekt gebundener Krawatte, in seiner Linken hält er eine lederne Aktentasche. Ich gebe ihm die Hand, sage noch einmal meinen Namen, »Zögli«, antwortet er. Sein Blick ist freundlich, aber ein wenig ausweichend, fast schüchtern.

Die Frau – sie steht am dichtesten bei Paul Zögli – drückt meine Hand nur sehr flüchtig. Ich spüre, dass ihr meine Anwesenheit unpassend erscheint. Eine leichte Röte steigt mir ins Gesicht, als sie sich mit einem Blick, der mich zu fragen scheint, was ich hier zu suchen habe, als Gaby Baumann, die Pflegerin von Paul Zögli, vorstellt. Rechts neben Frau Baumann steht ein großer Mann in derbem Baumwollhemd. »Schober«, sagt er. »Klaus Schober.« Ich gebe ihm die Hand. Dann wende ich mich nach links und sehe in das etwas bemüht lächelnde Gesicht eines kräftig gebauten Mannes. Seine Haut ist auffallend fahl, er sieht abgekämpft aus, doch sein Händedruck ist warm und fest. »Dieter Müller, ich bin ein Freund.«

Federico kommt zurück in den Flur. Er fragt Paul Zögli, ob er nach wie vor mit mir alleine reden wolle. »Ja, natürlich«, antwortet der alte Mann bestimmt, so, als könne man das, was man sich einmal vorgenommen habe, unmöglich rückgängig machen. Während ich mich noch frage, wo dieses Gespräch stattfinden könnte, schlägt Federico das Sterbezimmer vor. Mir erscheint dieser Vorschlag unangebracht, ja geradezu obszön, doch zu meiner großen Verwunderung antwortet Paul Zögli mit einem vollkommen selbstverständlichen und restlos überzeugten »gut, einverstanden« – als hätte ihn jemand gefragt, ob man noch kurz in dem Lokal nebenan einen Aperitif zu sich nehmen solle, bevor es in die Theatervorstellung geht.

Langsam gehe ich voran, Paul Zögli folgt mir, ich höre, wie der Krückstock in regelmäßigen Abständen auf den Steinboden klackt. Ich öffne die Tür und warte, bis der alte Mann an mir vorbeigegangen ist. Er betritt den Raum, schaut sich kurz um und wählt den Sessel, der vis-à-vis zum Sterbebett steht. Ich schließe die Tür und rücke einen der Küchenstühle, die ich vorhin ins Zimmer getragen habe, schräg neben seinen Sessel. Erwartungsvoll, ohne die Spur von Irritation, Angst oder Verzweiflung, schaut er mich an. Schweigen. Alle Fragen, die ich mir vorher überlegt habe, erscheinen mir mit einem Mal dumm und unangemessen. Dennoch frage ich ihn schließlich, ob sich die Perspektive auf sein Leben in den letzten Wochen gewandelt habe, ob er die Dinge anders sehe als vor seinem Entschluss, hierherzukommen. Er lehnt sich ein wenig vor, stützt seine beiden Hände auf den Krückstock und sieht mir gerade in die Augen. »Ich habe ein nahezu perfektes Leben gehabt.«

Diese Antwort verblüfft mich, ich bin fasziniert und erschrocken zugleich. Meine Vorstellung, dass das »Sein zum Tode« zwangsläufig verknüpft ist mit irgendeiner Form von Bedauern oder Reue, stellt sich als naiv heraus. Der alte Mann scheint meine Verblüffung gespürt zu haben – und erklärt mir, so gut das in ein paar Minuten möglich ist, seine Lebensphilosophie.

Er sei während des Krieges aufgewachsen, habe viele Entbehrungen hinnehmen müssen, und als der Krieg vorbei war, habe er sich geschworen, sich nie wieder fremdbestimmen zu lassen, sondern sein Leben in die eigene Hand zu nehmen. Dies habe dazu geführt, dass Menschen in seinem unmittelbaren Umfeld verletzt worden seien. Nein, ein schlechtes Gewissen habe er deshalb nicht gehabt. Denn das Prinzip der Selbstbestimmung lasse sich nun einmal nur konsequent verfolgen, wenn man solche Verletzungen in Kauf nehme. Ich frage ihn nach seinem Sohn. Er habe ihm einen Brief geschrieben, antwortet er knapp, aber sein Blick verrät, dass es hierzu durchaus noch mehr zu sagen gäbe. Doch stattdessen fügt er nach einer kurzen Pause hinzu: »Auch mein Sohn hat mich nicht gefragt, warum ich sterben will. Und das finde ich gut so.« Dann, nach einer weiteren Pause, in der sein Blick fast etwas Jungenhaftes bekommt, ohne dabei an Ernsthaftigkeit zu verlieren: »Ich habe mein Leben in vollen Zügen genossen.«

Er lehnt sich zurück und sieht mich herausfordernd an. Ich frage ihn, wie es gewesen sei, schon Wochen im Voraus einen Termin zum Sterben zu haben, ob es nicht Momente gegeben habe, in denen er seinen Entschluss rückgängig machen wollte. »Nein«, sagt er so entschieden, als hätte ich ihn mit dieser Frage fast ein wenig beleidigt. »Ich habe selbstbestimmt gelebt und ich werde selbstbestimmt sterben.« Er sei nicht wankelmütig geworden, sondern habe ganz im Gegenteil sogar befürchtet, ein weiterer Herzinfarkt könne seinem Freitod zuvorkommen. Andererseits wolle er nicht verleugnen, dass es eine Menge Kraft und Mut erfordere, den einmal gefassten Entschluss aufrechtzuerhalten. Doch der Wunsch, auch am Ende des Lebens die Fäden in der Hand zu behalten, sei immer stark genug gewesen.

Es klopft an der Tür. Federico steckt den Kopf ins Zimmer und fragt, ob er kurz stören dürfe. Er tritt ein, in seiner Hand hält er einen Plastikbecher. Ob Herr Zögli schon einmal das Antibrechmittel zu sich nehmen wolle, fragt er leise. Selbstverständlich könne er immer noch, auch nach der Einnahme des Mittels, von seinem Wunsch zurücktreten. Doch der alte Mann schüttelt den Kopf, nimmt den Becher und trinkt ihn in einem Zug leer. Federico nimmt den Becher wieder an sich und verlässt den Raum in leicht gebeugter Haltung.

Ob ich mich ein wenig mit dem Buddhismus auskenne, fragt Paul Zögli mich plötzlich. Er sei nämlich Buddhist und glaube nicht an einen allmächtigen Gott, sondern an die Selbstverantwortung des einzelnen Individuums.

Diese Selbstverantwortung sei keine erhabene, körperlose, sondern gebunden an Triebregungen und Sinnesbefriedigungen – an das sogenannte Karma. Mit Gut und Böse habe das alles nur sehr bedingt etwas zu tun, Triebkraft sei Triebkraft. Zwar gebe es einige wenige, die sich über das Karma erheben könnten, doch in der Regel bleibe der Mensch ein Begehrender – und als ein solcher werde er in einem ewigen Kreislauf wiedergeboren. Als was er wiedergeboren werde? Das wisse er leider nicht – aber es gebe ein paar Anzeichen.

Er hält einen Moment inne und schaut gedankenverloren auf seine Hände, die immer noch den Knauf seines Gehstocks umfassen. Sein Blick streift das Bett, die Musikanlage, die Tür. »Es soll sich niemand schuldig fühlen an meinem Tod«, sagt er leise, von schräg unten in mein Gesicht schauend. Ich bin mir nicht sicher, wie ich diesen Satz verstehen soll, doch noch bevor ich etwas fragen kann, klopft er mit seinem Stock zwei Mal auf den Teppich und sagt: »Ich glaube, es ist Zeit.« Mühsam erhebt er sich aus seinem Sessel. Es ist fünf vor vier.

Langsam tritt Paul Zögli in den Flur. Die Tür zur Küche steht offen. An dem langen, weißen Tisch sitzen Gaby Baumann, Dieter Müller, Klaus Schober und Federico. Zwischen ihnen sind jeweils mehrere Plätze frei. Frank Zögli lehnt im Hintergrund an der Küchenanrichte, obwohl sich direkt vor ihm ein freier Stuhl befindet. Auf diesen Stuhl setzt sich sein Vater, nachdem er einen kurzen Moment unentschlossen in der Tür stehen geblieben war.

Lächelnd erzählt er – er spricht jetzt mit Schweizer Dialekt –, dass er mich gerade zum Buddhismus bekehrt habe. Verhaltenes Lachen, das schnell verstummt. Dann bedankt er sich bei den Anwesenden für ihr Kommen, dafür, dass sie sich Zeit genommen haben, um sich von ihm zu verabschieden. Er sieht in die Runde und nennt seine beiden Freunde und die Pflegerin mit einem kurzen, anerkennenden Nicken beim Namen. Dann richtet sich sein Blick auf Federico. Sein ganz besonderer Dank gelte Herrn Zini und der Organisation *Exit*. Es sei eine große Erleichterung für ihn gewesen, dass alles so reibungslos und zügig in die Wege geleitet worden sei. Seine Ergebenheit bezeugend lässt Federico den Kopf ein wenig sinken. Jetzt erst sehe ich, dass neben seinem linken Arm das in Wasser aufgelöste Natrium-Pentobarbital steht.

Für einen kurzen Augenblick hängt eine quälende Stille im Raum. Ein Papier wird über den Tisch geschoben. Er müsse dieses Formular noch unterschreiben, sagt Federico mit gedämpfter Stimme zu Paul Zögli. Den Hinweis, er könne seine Entscheidung noch immer revidieren, quittiert der zierliche, kleine Mann mit der nicht unfreundlichen, aber doch energisch vorgebrachten Bemerkung, dass er absolut entschieden sei. Dann konzentriert er sich auf das Papier. *Nach reiflicher Überlegung mache ich heute von meinem Recht Gebrauch, selbst über die Beendigung meines Lebens zu bestimmen.* Er lässt sich Zeit, liest Zeile für Zeile. Sein Sohn, der bis zu diesem Moment hinter ihm gestanden hat, geht langsam die Längsseite des Tisches entlang. Vor der Wand bleibt er stehen. In Kopfhöhe hängt ein Schild mit der Aufschrift: »Je grösser der vom Recht tolerierte Freiraum des Handelns, desto grösser die Verantwortung der Akteure. Mit anderen Worten: Die Respektierung der Rechtsordnung ist eine Selbstverständlichkeit – ethisch verantwortetes Handeln bleibt eine permanente Herausforderung«. Frank Zögli betrachtet dieses Schild lange und eindringlich mit zur Seite geneigtem Kopf – so, als wäre es ein Kunstwerk.

»Alles in bester Ordnung«, sagt Paul Zögli zufrieden. Er greift nach dem Stift, den Federico ihm während der Lektüre neben das Formular gelegt hat, und schreibt seinen Namen in schön geschwungenen Bögen auf die dafür vorgesehene Linie. *P. Zögli.*

Federico nimmt das Papier an sich und erklärt, dass man sich nun ins Nebenzimmer begeben müsse, da das Natrium-Pentobarbital schnell wirke und es deshalb ratsam sei, sich bei der Einnahme bereits in Bettnähe zu befinden. Paul Zögli gibt durch ein Nicken zu verstehen, dass er bereit sei – doch bevor er aufsteht, sagt er noch einmal jenen Satz, den er vorhin schon im Sterbezimmer äußerte: Niemand solle sich schuldig fühlen an seinem Tod. Nur er und niemand sonst sei für seine Entscheidung verantwortlich. Stille. Er steht auf und verlässt langsam, aber entschiedenen Schrittes die Küche.

Federico folgt ihm. Die anderen schließen sich an, wenn auch zögerlich und in einigem Abstand. Als ich als Letzte meinen Platz gleich neben der Tür verlasse, steht das Natrium-Pentobarbital immer noch auf dem Tisch.

Im Sterbezimmer setzt gerade Mahlers *Adagietto* ein. Paul Zögli sitzt auf dem Bett. Federico kniet vor ihm, zieht ihm die Schuhe aus. Kleine, schwarze Sandalen. In einer Reihe vor dem Bett stehen Frank Zögli, Gaby Bauer, Dieter Müller, Klaus Schober und ich. Sich hinzusetzen kommt nicht infrage, man würde sich zu sehr als Zuschauer fühlen.

Federico erhebt sich und geht in die Küche, um das Natrium-Pentobarbital zu holen. Es ist die letzte Gelegenheit, um sich von dem alten Mann zu verabschieden. Gaby Bauer tritt auf ihn zu, umarmt ihn und wünscht ihm eine »gute Reise«. Ich sehe, dass ihr der Abschied schwerfällt, und trotzdem bin ich mir sicher, dass auch sie nicht gewagt hat, Paul Zögli von seiner Entscheidung abzubringen.

Langsam, mit gesenktem Kopf tritt Dieter Müller ans Bett. Er gibt Paul Zögli die Hand, umfasst den Händedruck mit seiner Linken, sagt etwas, doch seine Worte werden von der Musik übertönt. Klaus Schobers Verabschiedung entzieht sich meinem Blick, er verschwindet hinter Dieter Müllers Rücken.

Zuletzt die Verabschiedung des Sohnes, der seinen Vater etwas linkisch umarmt und ihm auf die Schulter klopft, anerkennend, kumpelhaft. Die Unbeholfenheit dieser Geste versetzt mir einen Stich, es ist offensichtlich, dass der schlanke, hoch gewachsene Mann vollkommen überfordert ist. Was sagt ein Sohn zu seinem Vater, wenn dieser kurz davor ist, seinem Leben selbst ein Ende zu setzen? Dann höre ich – das *Adagietto* ist gerade ausgesprochen elegisch und daher leise – dass Paul Zögli in das nahe Ohr seines Sohnes flüstert: »Ich bin immer bei dir.«

Federico tritt vor das Bett. In seiner Hand hält er das Natrium-Pentobarbital. »Sind Sie sicher, dass Sie diesen Schritt wirklich tun wollen?«, fragt Federico ein letztes Mal. Sein Rücken verdeckt mir die Sicht, aber trotz des aufbrausenden Mahlers höre ich ein deutliches, entschiedenes »Ja«. Dann sehe ich einen Arm, der sich hebt. Paul Zögli trinkt. »Das schmeckt fürchterlich, nicht?«, sagt Federico mitfühlend, als der Arm sich für einen kurzen Moment senkt. »Ein ganz kleiner Rest ist noch drin, den müssen Sie noch trinken.« Der Arm hebt sich wieder. Dann ist der Becher leer.

Paul Zögli legt sich hin. Das Kopfende des Bettes ist ein wenig hochgestellt. Ob er sich zudecken wolle, fragt Federico. Der alte Mann verneint unwirsch. Er ist unruhig, sucht die richtige Liegeposition. Auf einmal fragt er, ob Federico der Amtsarzt sei. Nein, antwortet dieser ruhig, der Amtsarzt komme erst später. Etwas umständlich dreht Paul Zögli sich zur Wand, doch Federico, der sich jetzt mit gefalteten Händen vor das Bett kniet, bittet ihn, sich auf den Rücken zu legen, das sei für den Magen besser. Paul Zögli gehorcht. Er schließt die Augen.

Zwei Sekunden später öffnet er sie wieder. Er brauche dringend ein Glas Wasser. Federico erhebt sich und geht aus dem Zimmer, durch die geöffnete Tür höre ich ihn mit Geschirr klimpern. Paul Zögli ist nervös. Irgendetwas stimmt nicht mit seiner Hose. Hektisch versucht er, den Verschluss seines Gürtels zu öffnen, und nestelt mit zitternden Fingern an der Schnalle herum. Mir ist die Situation peinlich – ein alter Mann, der sich kurz vor seinem Tod die Hose öffnen will, während fünf Menschen tatenlos vor seinem Bett stehen – und deshalb bin ich erleichtert, als Federico zurückkommt, in seiner Hand ein halb gefülltes Glas Wasser. Ob er helfen könne, fragt er. Abermals verschluckt das dramatisch aufbrausende *Adagietto* die Antwort, aber offensichtlich hat Paul Zögli die Frage bejaht. Federico stellt das Glas Wasser neben die Musikanlage, doch als er sich wieder zum Bett umwendet, lösen sich die alten Hände vom Gürtel und fallen schlaff auf die Matratze.

Paul Zögli schläft. Sein Bauch hebt und senkt sich fast ein wenig hektisch. Dann beginnt er zu schnarchen, laut und unerbittlich. Nach etwa einer halben Minute verwandelt sich das Schnarchen in eine Mischung aus Gurgeln und Röcheln. Ich befürchte, dass er sich jeden Augenblick übergeben könnte. Federico fährt das Kopfende des Bettes noch ein wenig höher, doch an seiner Ruhe und Gelassenheit sehe ich, dass hier nichts Ungewöhnliches passiert. Die Zeit verstreicht. Noch immer hat sich niemand auf einen der vorhandenen Stühle gesetzt.

Nach ungefähr einer Viertelstunde wird Paul Zöglis Atmung flacher. Dann bewegt sich der Bauch nicht mehr. Federico öffnet Paul Zöglis obersten Hemdknopf und fährt mit Zeige- und Mittelfinger in den Kragen, um den Puls zu fühlen. Plötzlich durchzuckt es den alten Mann noch einmal, er röchelt, prustet, gurgelt, wie jemand, der gerade irgendetwas Aufwühlendes träumt. Federico nimmt wieder seine kniende Position ein.

Fünf Minuten später erhebt sich Federico ein weiteres Mal. Vorsichtig zieht er die Augenlider nach oben und leuchtet mit einem kleinen Lämpchen in die Pupillen. Keine Reaktion. Es ist 16 Uhr 58.

Federico greift nach der Fernbedienung, um das Kopfende des Bettes hinunterzufahren. Als Paul Zögli so daliegt, wie ein Toter dazuliegen hat, dreht Federico sich um und geht auf den Sohn zu. »Ich glaube, Ihr Vater ist gerade gestorben.« Er gibt ihm die Hand, deutet eine leichte Verbeugung an. »Mein aufrichtiges Beileid.«

Nachdem Federico auch den anderen kondoliert hat, öffnet er langsam und sachte die Tür. Frau Baumann, Herr Müller, Herr Schober und ich folgen ihm in den Flur.

Der Sohn bleibt zurück. Durch die geöffnete Tür sehe ich, wie er sich die Hand über die Augen legt. Sein Mund verzieht sich zu einer Grimasse. Dann wird sein ganzer Körper von einem heftigen Weinkrampf erfasst.

Ich gehe in die Küche. Gaby Baumann, Dieter Müller und Klaus Schober stehen vor der Anrichte. Sie schweigen. Ich vermute, dass sie sich nicht kennen. Federico ist verschwunden, um die zuständigen Behörden zu benachrichtigen. Ich empfinde die Stille als unerträglich. Ich denke, dass man jetzt doch über Paul Zögli reden, sein Leben noch einmal gemeinsam Revue passieren lassen müsste, während man gemeinsam auf die Polizei, den Untersuchungsrichter und den Amtsarzt wartet, und frage Gaby Baumann, ob sie nicht etwas über den alten Mann erzählen will. Sofort merke ich, dass das ein großer Fehler war. Nein, antwortet sie erwartungsgemäß, das gehe jetzt nicht. Vielleicht später. Ich könne ihr ja meine Adresse geben, vielleicht werde sie sich irgendwann einmal melden. Wissend, dass sie sich niemals an mich wenden wird, ziehe ich ein Papier aus der Tasche, notiere meine Daten und gebe ihr den Zettel.

Es erscheint mir unmöglich, länger in der Küche zu bleiben. Ich gehe hinaus in den Flur und setze mich an den Besuchertisch, um mir Notizen zu machen. Einen kurzen Moment überlege ich, ob ich nicht einfach gehen und mir das Warten auf die Behörden ersparen soll. Doch plötzlich steht Dieter Müller vor mir, fragt mich, ob er sich setzen dürfe. Und dann erzählt er mir eine Stunde lang von seiner Freundschaft mit Paul Zögli. Während wir sprechen, treffen die Amtspersonen ein: die Polizei (17:27 Uhr), der Amtsarzt (17:37 Uhr), der Untersuchungsrichter (18:09 Uhr). Ich registriere sie kaum (die genauen Zeiten erfahre ich später aus dem *Zeitrapport*, den Federico vorschriftsmäßig für die Polizei erstellt), obwohl zwischendurch ein reger Betrieb herrscht. Dann beenden wir unser

Gespräch. Dieter Müller geht in die Küche. Wie zu Beginn dieses Nachmittags schaue ich den Fischen bei ihrem Treiben zu, bis sich von rechts ein Sarg ins Bild schiebt.

Einer der Bestatter bleibt im Flur stehen, während seine Kollegen mit dem Sarg, einem einfachen Holzkasten, im Sterbezimmer verschwinden. Fragend schaut er mich an, als ich mich von meinem Platz erhebe. Nein, sage ich, ich sei keine Angehörige, sondern Autorin. Neugierig tritt der Mann auf mich zu. Ein Buch über Suizidbeihilfe sei ja sehr interessant, sagt er. Ob ich ihm beizeiten ein Exemplar zusenden könne? Als Bestatter habe er nämlich oft mit solchen Fällen zu tun, das könne ich mir ja vorstellen. Kurz darauf kommen seine Kollegen mit dem Sarg zurück, in dem jetzt Paul Zögli liegt.

Nachdem die Bestatter, der Untersuchungsrichter, die Polizeibeamten und der Amtsarzt gegangen sind – Federico hält sich gemeinsam mit Dieter Müller, Gaby Baumann, Klaus Schober und Frank Zögli in der Küche auf – werfe ich noch einmal einen Blick in das Sterbezimmer. Das Bett ist zerwühlt, die Decke liegt zerknautscht am hinteren Rand. Auf einem der Stühle liegt ein kleines Häufchen: eine blaue Hose, ein weißes Hemd, rot-weiß gestreifte Hosenträger, schwarze Socken. Vor dem Stuhl stehen die kleinen Sandalen.

Hinter mir öffnet sich die Küchentür. Federico verabschiedet sich von Gaby Baumann, Klaus Schober und Dieter Müller. Auch ich gebe ihnen die Hand. Als die drei gegangen sind, verschwindet Federico wieder in der Küche und kommt mit einer Plastiktüte in der Hand zurück. Im Sterbezimmer beugt er sich über den Stuhl, auf dem ich vorhin Paul Zöglis Kleidung gesehen habe. Mit der rechten Hand nimmt Federico das Häuflein und steckt es in die Plastiktüte.

Währenddessen tritt Frank Zögli in den Flur. Ich nehme meinen Mut zusammen, drücke ihm die Hand und spreche mein Beileid aus. Er bedankt sich höflich. Federico tritt auf ihn zu und überreicht ihm die Plastiktüte. Mit der Tüte in der einen, dem Aktenkoffer in der anderen Hand verlässt Frank Zögli um halb sieben die Mühlezelgstraße 45.

Federico und ich räumen auf. Bringen die Stühle wieder in die Küche. Machen das Bett. Legen die Mahler-CD zurück in die Plastikhülle. Neben der Musikanlage steht noch das Glas Wasser, das Paul Zögli nicht mehr trinken konnte. Als ich mich mit dem Glas umdrehe, um es in die Küche zu bringen, fällt mein Blick auf ein kleines, schwarzes Knäuel, das auf dem Teppichboden liegt. Paul Zöglis Socken. Ich mache Federico darauf aufmerksam. Er hebt sie auf, trägt sie aus dem Zimmer und wirft sie in der Küche in den Abfalleimer.

Fünf Minuten später verlassen wir die Geschäftsstelle und beschließen, noch einen Spaziergang zu machen. Schweigend laufen wir nebeneinander her. Nach einer Weile frage ich Federico, ob er in seinem Leben schon einen geliebten Menschen verloren hat. Ja, antwortet er, seine Eltern. Sein Vater sei bereits in den sechziger Jahren gestorben. Er habe mit schwerem, unheilbarem Lungenkrebs im Krankenhaus gelegen und immer wieder davon gesprochen, dass er sterben wolle. An einem Tag – Federico habe sich gerade mit seiner Mutter im Krankenzimmer befunden – sei dem Vater der Schlauch aus seiner Nase gerutscht. Seine Mutter habe den Arzt rufen wollen – doch Federico habe sie davon überzeugt, den Dingen ihren Lauf zu lassen. Auf diese Weise habe sein Vater den Schmerz endlich hinter sich gelassen und sei aus dem Leben gegangen.

Seine Mutter sei erst vor fünf Jahren gestorben. »Es war furchtbar«, sagt Federico – denn sie sei in der Wohnung seiner Schwester nachts aus dem Fenster gesprungen und dabei an einer Wäscheleine hängen geblieben. Sie habe geschrien und geschrien, bis die Tochter und der Schwiegersohn aufgewacht und herbeigeeilt seien. Verzweifelt hätten sie versucht, der Mutter die Hand zu reichen, doch die habe sich mit den Worten: »Lasst eine Frau sterben, die sterben will« in die Tiefe stürzen lassen. Er habe seine Mutter über alles geliebt. Doch sie sei ihr Leben lang depressiv gewesen. Ich frage Federico, wann er mit seiner Arbeit als Freitodbegleiter begonnen habe. Er überlegt. Das müsse vor ungefähr fünf Jahren gewesen sein. Kurz nach ihrem Tod? Ja. Kurz nach ihrem Tod. Aber einen Zusammenhang sehe er da nicht – dass er bei *Exit* angefangen habe, sei durch eine konkrete Anfrage vonseiten der Organisation zustande gekommen.

Zehn Minuten später stehen wir an der Tramstation. Wir nehmen dieselbe Bahn, sitzen uns gegenüber. Wann ich denn wieder nach Deutschland fahre, fragt er mich. Erst in ein paar Tagen, antworte ich und erzähle ihm, dass ich kurz vor meiner Abreise nach Zürich einen zweiten Anruf von Erika Hobel erhalten habe. Ich könne, wenn ich interessiert sei, an einer weiteren Begleitung teilnehmen. Dieses Mal sei sie die Begleiterin.

Gabriel Lorenz

Ich sitze mit Erika Hobel in ihrem Büro. »Heute wird es sehr traurig«, sagt sie. Herr Lorenz befinde sich nämlich in einer glücklichen Beziehung zu einem anderen Mann und deshalb falle ihm der Abschied ausgesprochen schwer. Gabriel sei homosexuell, bis vor ein paar Jahren sei er aber noch verheiratet gewesen. Er habe zwei erwachsene Kinder, einen Sohn und eine Tochter, die weiterhin bei der Mutter wohnten. Gabriel lebe seit der Scheidung allein.

Erika hält einen Moment inne. Ihre Haut erscheint mir noch blasser als sonst, ihr Körper noch zerbrechlicher, noch zierlicher. Er sei so ein sympathischer Mensch, sagt sie leise. Und noch so jung, gerade einmal 55 Jahre. Ob ich denn eine Ahnung habe, um was für eine Krankheit es sich bei ALS handle? Eine Muskelschwächekrankheit, antworte ich, an der auch der deutsche Maler Jörg Immendorff leide. Aber Genaueres wisse ich nicht. Erika erklärt mir, dass es sich um eine unheilbare chronische Erkrankung des zentralen Nervensystems handle. Die Krankheit führe zu Muskellähmungen und Muskelschwund am ganzen Körper – einschließlich der Atemmuskulatur. Meist verstürben die Erkrankten binnen weniger Monate bis Jahre, der Durchschnitt liege bei drei Jahren. Gabriel Lorenz leide seit anderthalb Jahren an ALS, die einzelnen Details könne ich in seiner Akte nachlesen, wenn ich wolle. Erika langt zu einem sorgsam aufgeschichteten Stapel am Rand ihres Schreibtischs hinüber, zieht eine blaue Mappe heraus und überreicht sie mir. Während ich den Pappdeckel öffne, steht sie auf. Es tue ihr leid, sagt Erika, sie müsse noch kurz weg, um den Joghurt zu besorgen. Wegen des »NaP«, fügt sie hinzu, als sie mein verständnisloses Gesicht bemerkt. Das schmecke doch so scheußlich. Deshalb habe sie immer etwas Aprikosenjoghurt da. Ich könne mir ja währenddessen die Akte durchlesen und mir im Internet Informationen über Gabriels Schwester besorgen, die ebenfalls an ALS erkrankt und mittlerweile verstorben sei. Gabriel habe den Tod seiner Schwester miterlebt und ihr im Erstgespräch gesagt, dass er auf gar keinen Fall so enden wolle. Ob sie Herrn Lorenz nach dem Erstgespräch noch einmal gesehen habe, frage ich sie. Nein, antwortet Erika. Sie habe ihn nur im Dezember 2005 getroffen. Aber sie hätten seitdem häufiger telefoniert; sie fühle sich ihm sehr verbunden. Dann geht sie, um den Aprikosenjoghurt zu besorgen.

Als ich die von Erika angegebene Internetseite öffne und den Link *In Memoriam* aktiviere, fällt mein Blick auf das Foto einer lachenden Frau mit vollen, dunkelbraunen Haaren. Unter dem Bild die Zeile: *5. Februar 1947 bis 24. Februar 2005.* In dem Nachruf erfahre ich, dass Susanne Wieser-Lorenz, Gabriels Schwester, binnen weniger Monate ihre körperlichen Fähigkeiten fast vollständig verloren habe. Von Tag zu Tag, so schreibt ihr Mann, sei dieser Verlust sichtbar vorangeschritten. Begonnen habe die furchtbare Krankengeschichte, als seine Frau Ende 2003 eine erste Beeinträchtigung der linken Hand bemerkt habe. Vier Wochen später bekam sie die definitive Diagnose: ALS. Während der letzten zehn Monate sei seine Frau gänzlich gelähmt gewesen, habe weder schlucken noch sprechen können. Ihre Persönlichkeit sei »gleichsam in ihrem zerstörten Körper gefangen« gewesen.

Während ich die Geschichte der verstorbenen Schwester lese, fühle ich mich zunehmend unsicher, ja geradezu ungehalten. Heute morgen habe ich noch gedacht, durch die Erfahrung vom vergangenen Donnerstag einigermaßen gewappnet zu sein – aber Gabriel Lorenz ist nicht Paul Zögli. Der alte Mann war zwar herzkrank und litt offensichtlich unter den daraus resultierenden starken Beeinträchtigungen; auf Gabriel Lorenz aber wartet ein körperlicher Zustand, den sich gesunde Menschen in ihren schlimmsten Albträumen nicht auszumalen imstande sind. Er weiß, dass er vielleicht schon in ein paar Wochen vollkommen bewegungsunfähig sein, nach und nach seine Sprache und zum Schluss die Atemluft verlieren wird. Darüber hinaus ist er zu jung, um auf ein »nahezu perfektes Leben« zurückblicken zu können – und anscheinend auch viel zu verliebt, um in irgendeiner Weise lebenssatt zu sein. Aber wie soll ich jemandem gegenübertreten, der ganz offensichtlich am Leben hängt, für den es aber keine Heilung, keine Zukunft mehr gibt, sondern nur die Aussicht, früher oder später lebendig im eigenen Körper begraben zu sein?

In der Hoffnung, eine Antwort auf diese Frage zu finden, nehme ich mir Gabriel Lorenz' Akte vor. Aus dem Krankenhausbericht erfahre ich, dass er seit Februar 2005 an der Krankheit leidet. War dies nicht genau der Monat, in dem seine Schwester verstarb?

Dem zuständigen Arzt Ulf Karrer ist diese Koinzidenz offenbar auch aufgefallen. In seinem Gutachten, das er im Januar 2006, also vor gut neun Monaten aufsetzte, schreibt er, dass »fast zeitgleich« mit dem Tod der Schwester auch bei Gabriel Lorenz die »ersten ALS-Symptome aufgetreten« seien. »Herr Lorenz«, so fährt er fort, »steht noch immer unter dem Eindruck des offenbar qualvollen Sterbens seiner Schwester«, und aus diesem Grund wolle er »seinen Krankheits- bzw. Leidensweg nicht zu Ende gehen, sondern ihn mithilfe von *Exit* spätestens dann beenden, wenn er keine Lebensqualität mehr empfindet. Am meisten fürchtet er sich vor der Schlucklähmung und Atemstörungen, die bei seiner Schwester ausgeprägt waren.« Nach einer kurzen Be-

schreibung des Krankheitsbildes (»Fussheberparese rechts ...
spastisches Gangbild ... Paresen im Bereich der Hände ...«)
schreibt Ulf Karrer, dass Herr Lorenz sich »zu gegebener
Zeit« in einem Behindertenheim betreuen lassen wolle, »da
seine aktuellen Wohnverhältnisse (allein lebend, Wohnung
im 2. Stock, kein Lift) eher ungünstig sind«. Trotz seiner
Wohnsituation sei sein soziales Netz aber »tragfähig und
stabil«. Von seiner Ex-Frau lebe er zwar getrennt, doch »in
gutem Einvernehmen«. Die beiden Kinder, mit denen er
sporadisch Kontakt habe, seien über seine Situation informiert. Herr Lorenz unterhalte außerdem eine homosexuelle
Beziehung zu einem Freund, »den er gerne bei einer allfäl-
ligen FTB als Begleiter dabei hätte«. In seiner abschließen-
den Zusammenfassung bescheinigt Herr Karrer seinem
Patienten, dass dessen Urteilsfähigkeit »uneingeschränkt«
sei. Dennoch empfehle er »wegen des relativ jungen Alters«,
eine aktuelle Beurteilung durch den Hausarzt oder den
Neurologen einzuholen. Aus diesem Grunde stelle er das
Rezept über »15 g NaP« nur unter dem »Vorbehalt« aus, dass
Exit erneuten Kontakt zu Herrn Lorenz aufnehme und eine
zusätzliche aktuelle externe Urteilsfähigkeits-Bescheini-
gung einhole. Das NaP-Rezept müsse dann gegebenenfalls
noch einmal erneuert werden.

Die Vorsicht und Besonnenheit, die aus dem Gutachten
spricht, passt zu dem Bild, das ich mir von Ulf Karrer bei
zwei Gelegenheiten machen konnte. Zum ersten Mal bin
ich ihm 2005 auf der *Exit*-Jahrestagung in Solothurn begegnet. Der Mediziner gehört zu jener Gruppe von Ärzten, die
der Arbeit von *Exit* positiv gegenüberstehen und eng mit der
Organisation zusammenarbeiten, versteht sich aber dennoch nicht als »Vertrauensarzt«. Auch *Exit* verwende den

Begriff inzwischen nicht mehr, erklärte er mir am Rande der Tagung. Er sei durchaus ein selbstständig denkender Mensch, der nicht »mit irgendwem unter einer Decke stecke« – und genau diese Selbstständigkeit sei auch der Grund, warum die Organisation an einer Zusammenarbeit mit ihm interessiert sei. Es gebe durchaus Fälle, bei denen er eine Rezeptausstellung ablehne: Vor kurzem erst habe er einem Mann seinen Wunsch abgeschlagen. Die Situation sei alles andere als klar gewesen, die Angehörigen und auch der Mann selbst hätten einfach noch »Zeit gebraucht«. Für ihn müsse der Sterbewunsch »vom Baum fallen wie ein reifer Apfel«. So wie damals, als er die Mutter seiner Freundin begleitet habe.

Diese Begleitung sei sein ganz persönlicher Auslöser für die anschließende Zusammenarbeit mit *Exit* gewesen. Die Mutter seiner Freundin, die bei *Exit* Mitglied war, litt unter Gebärmutterkrebs. Der Krebs hatte bereits gestreut. Zwei Jahre lang unterzog sie sich kräftezehrenden Chemotherapien. Als eine Verbesserung ihres Zustandes aussichtslos war, meldete sie sich bei *Exit*. Ein Hospizaufenthalt kam für die alte Frau nicht infrage, denn sie wollte nicht, so Ulf Karrer, im »Morphin-Nebel dahindämmern«, sondern »sich ganz bewusst und bei klarem Verstand von der Welt verabschieden«. Es war November. Federico Zini kam, um mit ihr das obligatorische Erstgespräch zu führen. Die Tochter der Krebskranken und auch Ulf Karrer waren bei diesem Gespräch anwesend. Der Zeitpunkt schien der alten Frau jedoch noch nicht der richtige zu sein, denn sie wollte den Verwandten und Freunden erst noch ein Fest geben und sich erst danach endgültig verabschieden. Nach dem Fest im Dezember lebte die todkranke Frau noch drei Monate. Sie wurde zwar dünner und dünner, lebte bisweilen nur noch von einem Eiswürfel pro Tag – aber sie konnte und wollte sich noch nicht zum Sterben entschließen. Erst als der Tumor so angewachsen war, dass er ihr die Luft zum Atmen raubte, gab sie Zeichen, dass sie den Zeitpunkt für gekommen hielt. Da eine orale Einnahme des Natrium-Pentobarbital in ihrem Krankheitszustand gefährlich gewesen wäre, kam nur eine Infusion infrage. Sie bat Ulf Karrer, ihr die Infusion zu legen. Er tat es. Bevor die alte Frau den Hebel umlegte und die Infusion damit selbst auslöste, verabschiedete sie sich von ihren zwei Töchtern, von einer guten, alten Freundin sowie von Ulf Karrer und Federico Zini.

Für Ulf Karrer stellte die Art und Weise, wie die todkranke Frau aus dem Leben ging, ein einschneidendes Erlebnis dar. Noch nie habe er im Krankenhaus eine derartige Gelassenheit, Ruhe und Dankbarkeit erfahren. Die vom Krebs zerfressene Frau sei die »stärkste Person im Raum« gewesen, ihr sanftes und geplantes Ableben habe sich in »vollkommenem Einklang« mit den Angehörigen ereignet. Nach ihrem Tod habe er sich an die Organisation gewandt und ihr seine Zusammenarbeit angeboten, und inzwischen kooperiere er mit *Exit* nicht nur als Arzt, sondern sei auch als Freitodbegleiter tätig. Allerdings sei er in manchen Fällen durchaus zurückhaltender und vorsichtiger als manch einer seiner Kollegen. So sei es für ihn eine wichtige Voraussetzung, dass die Angehörigen des Sterbewilligen in Kenntnis gesetzt sind und dessen Entscheidung nach Möglichkeit mittragen. Wie wichtig das sei, habe er persönlich durch den Selbstmord seines Vaters erfahren, der sich umgebracht habe, ohne sich von seinem Sohn auch nur zu verabschieden. Das habe ihn so stark und nachhaltig erschüttert, dass er sich umso entschiedener für eine besonnene Form der Freitodhilfe einsetze.

Ich wende mich wieder der Akte zu. Die von Ulf Karrer geforderte zusätzliche Bescheinigung über Gabriel Lorenz' Urteilsfähigkeit finde ich ordnungsgemäß vor: Der Patient, so schreibt ein Allgemeinmediziner, verfüge »über die vollen geistigen Fähigkeiten und ist fähig, sein Handeln sinnvoll zu planen und seine Situation realistisch zu erfassen. Er ist in diesem Sinne voll urteilsfähig. Es liegt keine psychische Erkrankung vor.« Das Gutachten war vor ungefähr vier Wochen erstellt worden. Der »erneute Kontakt mit Herrn Lorenz«, um den Herr Karrer in seinem Gutachten ebenfalls gebeten hatte, kann allerdings nur telefonisch vonstatten gegangen sein – denn Ulf Karrer traf seinen Patienten erst im Januar 2006, zu einem Zeitpunkt also, an dem die erste und einzige Begegnung zwischen Gabriel Lorenz und Erika Hobel schon einen Monat zurücklag.

Dieses Gespräch, so schreibt Erika in ihrem Bericht, dauerte zwei Stunden, denn Gabriel Lorenz habe »ein unglaubliches Bedürfnis nach verbalem Austausch« gehabt. Von Beruf sei er gelernter Automechaniker, habe »aber nur kurze Zeit in seinem Metier«, sondern vornehmlich im »Bürobereich« gearbeitet. Auch Erika Hobel erwähnt den Tod der Schwester; diese sei, so habe Gabriel Lorenz ihr wortwörtlich gesagt, »auf ganz schlimme Weise« verstorben. Bei ihrem Besuch, so schreibt Erika weiter, »verspürte ich seine Angst vor einem qualvollen Ende«. Herr Lorenz sei daher daran »interessiert«, dass »alles Erdenkliche vorbereitet« werde, damit er »mit *Exit* schnell handeln« könne.

Der Bericht endet mit der Bemerkung, dass die Situation »glasklar« sei: Bei einer derartigen Krankheit müsse eine Begleitung möglich sein.

Ich schließe die Akte. Es ist schon zwanzig vor fünf, in ein paar Minuten wird Herr Lorenz mit seinen Angehörigen eintreffen. Ich gehe nach unten ins Erdgeschoss, vorbei an dem Aquarium, geradewegs auf das Sterbezimmer zu. Erika Hobel ist längst vom Joghurtkauf zurück und hat in der Zwischenzeit alles vorbereitet: Zwei Kerzen brennen. Es riecht dezent nach Duftöl. Eine ruhige, meditative Musik erfüllt den Raum. Und dann klingelt es an der Tür.

Gabriel Lorenz hat volle braune Haare, große, dunkle Augen, lange Wimpern, dazu ein markantes Kinn und ist trotz seiner leicht gebeugten Haltung auffallend groß. Lächelnd schaut er mich an, will mir die Hand geben. Umständlich versucht er, seine Krücke in die linke Hand zu nehmen, stolpert ein wenig, kippt nach hinten und stößt mit dem Rücken gegen das Aquarium. Für einen Moment wird sein Blick ernst – dann lächelt er wieder. Wir begrüßen uns, ich aufrecht stehend, er gekrümmt an das kalte Glas gelehnt. Ich spüre, dass er meine Hand gern fester schütteln möchte, aber seine weichen Finger haben nicht die Kraft dazu.

Gabriel Lorenz ist nicht allein gekommen. Sein jüngerer Bruder, seine Cousine und sein Freund haben ihn begleitet. Obwohl Bruno Lorenz schmaler und zierlicher ist als Gabriel, sind sich die Brüder auffallend ähnlich. Dieselben feinen, ausgewogenen Gesichtszüge, dieselbe gewinnende Mischung aus Attraktivität und Zurückhaltung. Wanda Rössner ist eine große, auf eine etwas herbe Weise schöne Frau. Mit ihren braunen Haaren, den dunklen Augen und geschwungenen Lippen hat sie durchaus Ähnlichkeit mit

Gabriels verstorbener Schwester. Gabriels Geliebter, Leo Morgenstern, ist ein schlanker, sportlich wirkender Mittfünfziger mit leicht ergrautem Haarkranz. Wie Gabriel trägt er eine gut geschnittene Jeans, dazu ein elegantes, rot-weiß gestreiftes Hemd. Alle drei begegnen mir höflich, vielleicht sogar wohlwollend – und doch verraten mir ihre Blicke, dass sie das Bevorstehende fürchten. Der Einzige, der lächelt, ist Gabriel Lorenz.

Erika Hobel stellt mich den Anwesenden noch einmal vor und fragt Gabriel, ob er nach wie vor gewillt sei, ein Gespräch mit mir zu führen. Er antwortet freundlich. Ja, natürlich sei er bereit. Wir gehen ins Sterbezimmer. Auch dieses Mal klackt ein Gehstock hinter mir auf den Steinboden – und wie Paul Zögli wählt auch Gabriel jenen Sessel, der sich genau gegenüber dem Sterbebett befindet. Ich schließe die Tür und rücke den zweiten Sessel so an Gabriel Lorenz heran, dass wir im rechten Winkel zueinander sitzen. Die Musik, die Erika für die Begleitung herausgesucht hat, plätschert im Hintergrund. Eine der beiden Kerzen flackert hin und wieder nervös auf.

»Die Abstände zwischen den Fingern stimmten auf einmal nicht mehr«, beginnt Gabriel Lorenz und hebt seine linke Hand. Er sei im Skiurlaub gewesen und eines Morgens habe er den Handschuh nicht mehr anziehen können.

Das Lächeln ist mit einem Mal aus seinem Gesicht verschwunden. Seine Augen werden rot und feucht, seine Nasenflügel beben, die Mundwinkel ziehen sich gequält nach unten. Er habe so viele Freunde gehabt, sagt er und schluckt. »Einige von ihnen wissen gar nicht, dass ich heute hier bin.« Er schweigt, schaut auf den schmalen Streifen Teppich zwischen seinen Füßen. »Aber was soll man auch sagen?«, fügt er ein wenig gefasster hinzu. Vor ein paar Wochen sei er auf Reisen gegangen, um sich von Freunden zu verabschieden. Aber das sei kaum noch möglich gewesen, das Ein-, Aus- und Umsteigen auf den Bahnhöfen habe ihn unendliche Kraft gekostet. Von seinen Kindern und seiner Frau habe er sich natürlich auch verabschiedet, das sei ... Den Satz bringt er nicht zu Ende, wieder schluckt er die Tränen hinunter.

Früher habe er sehr viel Sport getrieben, jedes Jahr sei er Ski gefahren. Jetzt gehorche ihm sein Körper nicht mehr, und es werde von Tag zu Tag schlimmer. Er habe sich das Zimmer in dem Behindertenheim angeschaut, in das er wohl bald hätte umziehen müssen. »Eine Schachtel«, sagt er mit fester Stimme. Ohne fließend Wasser. Ob er da etwa auf seinen Tod warten solle? Aber in seiner Wohnung könne er nicht bleiben.

Bei seiner Arbeit habe er schon seit längerer Zeit keinen Kontakt mehr zu den Kunden gehabt. Irgendwann sei ein Mann auf ihn zugekommen und habe ihm gesagt, dass er ganz komisch laufe, das sei ja nicht normal. Seitdem habe er nur noch »hinten« gearbeitet. Aber er habe sehr nette Kollegen. Er sei ja ein offener Mensch, er würde immer mit den Leuten reden, überall. Auch im Zug, mit ganz fremden Leuten, das finde sein Freund manchmal komisch. Der sei verschlossener als er. Seine Schwester sei auch nicht so offen gewesen. Die habe ihm am Anfang gar nichts von ihrer Krankheit erzählt. Aber es sei ja unübersehbar gewesen, und so habe er sie gefragt. Man müsse doch sagen, was los sei, sonst gehe alles in die Brüche. Er habe sich immer bemüht, Kontakt zu seinen Freunden zu halten. Probleme zu klären, Unstimmigkeiten aus der Welt zu schaffen. Das sei ihm nicht immer gelungen, es habe Menschen gegeben, die sich zurückgezogen hätten. Die ihm böse gewesen seien. Als er ihnen aber gesagt habe, was ihm bevorstünde und was er vorhabe, seien sie zu Gesprächen bereit gewesen. Er hält inne. »Das war schön«, sagt er mit brüchiger Stimme.

Momentan sei seine Krankheit noch nicht so weit fortgeschritten, er leide nicht unerträglich. Aber aus welchem Grund solle er so lange warten? Was sei das für ein Leben? Außerdem sei die Angst, dass er nicht mehr fähig sein könnte, das Medikament zu schlucken oder auch nur den Infusionshahn aufzudrehen, viel zu groß. Er habe das bei seiner Schwester erlebt, es sei »ganz schlimm« gewesen. So wolle er auf gar keinen Fall sterben. Da sei es besser, jetzt zu gehen. Sein Blick wandert im Raum umher, streift das grün bezogene Bett, das Bild mit den Wasserringen, die beiden Kerzen, von denen die eine immer noch zuckt und flackert. Es sei schon seltsam gewesen vorhin. Als er zum letzten Mal seine Wohnungstür abgeschlossen habe. Überhaupt sei es seltsam, Dinge zum letzten Mal zu tun. Zum letzten Mal zur Arbeit zu gehen. Zum letzten Mal einen Kollegen zu sehen. Zum letzten Mal mit einem Freund zu sprechen. Überhaupt zu sprechen. Solange man spreche, lebe man, sagt Gabriel Lorenz. Die Sprache sei für das Leben gemacht. Nicht für den Tod.

Ich spüre, dass ich keine Kraft mehr habe, ihm weiter zuzuhören. Als hätte Gabriel Lorenz meine Gedanken gelesen, sagt er, dass er sich nun noch von allen einzeln verabschieden wolle. Ich gebe ein flüchtiges Zeichen in die Küche, dass wir fertig sind und ich mich kurz zurückziehen will. Erika steht auf und folgt mir. Sie nimmt mich mit in den ersten Stock.

Nach einer Weile gehen wir wieder nach unten und setzen uns an den Besuchertisch. Die Tür des Sterbezimmers ist geschlossen, aus der Küche vernehme ich die Stimmen von Bruno Lorenz und Wanda Rössner. Ich erzähle Erika, Gabriel habe immer wieder mit den Tränen gekämpft, habe kaum von seinen Freunden, seiner Familie erzählen können. Vielleicht sei es einfach noch zu früh, sagt Erika leise. Eigentlich habe er wegen eines Termins Anfang Oktober angefragt, doch weil sie zu diesem Zeitpunkt im Urlaub sei und erst vier Wochen später zurück nach Zürich komme, sei er absolut entschlossen gewesen, vorher zu gehen. Sie werde nachher noch einmal mit ihm sprechen und ihn fragen, ob er nicht doch noch ein wenig warten wolle. In diesem Augenblick öffnet sich die Tür des Sterbezimmers. Leo Morgenstern läuft mit gesenktem Kopf und verweinten Augen an uns vorbei. Wortlos verschwindet er im Bad, das sich neben dem Aquarium befindet.

Andererseits, sagt Erika, bekomme Gabriel zum jetzigen Zeitpunkt einen Abschied, der zu seinem Leben passe. Der Verlust eines so liebenswerten Menschen bedeute Schmerz und Traurigkeit. Aber wenn er erst einmal lebendig in seinem Körper gefangen sei, so wie seine Schwester?

Leo Morgenstern kommt aus dem Bad. Sein Haaransatz ist nass, seine Haut gerötet; offenbar hat er sich das Gesicht mit Wasser gekühlt. Er geht in die Küche. Kurz darauf tritt Bruno Lorenz in den Flur. Seine Stirn ist in tiefe Falten gezogen. Sachte öffnet er die Tür des Sterbezimmers und schließt sie leise hinter sich. Es ist mittlerweile sechs Uhr. Ich frage Erika, ob sie sich den ganzen Abend freigehalten habe. Natürlich, sie könne ja nicht irgendwann sagen, so, liebe Leute, jetzt aber zügig. Sie mache da überhaupt keinen

Druck. Manchmal dauere eine Begleitung über fünf, sechs Stunden und so, wie sie die Situation einschätze, werde sie heute Abend kaum vor elf Uhr zu Hause sein. Ich sage, ich sei mir nicht sicher, ob ich bis zum Ende durchhalte. Ja, sagt Erika, das verstehe sie.

Wir gehen in die Küche. Leo Morgenstern sitzt am hinteren Tischende und schaut aus dem Fenster. Wanda Rössner sitzt links neben ihm. Sie scheint einigermaßen gefasst zu sein. Herr Morgenstern dagegen legt sich immer wieder die Hand über die Augen und weint. Erika setzt sich neben Frau Rössner, ich halte etwas Abstand und setze mich an die andere Seite des Tisches. Ob Herr Lorenz denn wirklich entschieden sei, fragt Erika. Leo Morgenstern nimmt die Hände von den Augen, streicht sich über das Gesicht und antwortet wieder gefasster. Gabriel sei sich absolut sicher, dass er heute gehen wolle.

In diesem Moment betritt Bruno Lorenz die Küche, er geht um den Tisch herum und setzt sich neben Herrn Morgenstern. Nun steht Wanda Rössner auf, um sich von ihrem Cousin zu verabschieden.

Bruno Lorenz greift neben sich in eine Tasche und holt ein schwarzes Portemonnaie und einen Schlüsselbund heraus. Er schiebt beides zu Leo Morgenstern herüber und sagt etwas in dem schwer verständlichen Schweizer Dialekt. Herr Morgenstern schüttelt unwillig den Kopf. »Nein, jetzt nicht, später«, sagt er. Eine Weile herrscht Schweigen im Raum. Bruno Lorenz hält die Stille nicht aus und versucht noch einmal, die Sache mit dem Schlüssel und dem Portemonnaie zu klären, doch Leo Morgenstern ist nach wie vor nicht bereit, sich jetzt um Formalitäten zu kümmern.

Wanda Rössner betritt die Küche und setzt sich wieder. Ihr Cousin sei absolut entschieden, sagt sie. Erika steht auf. Sie wolle selbst noch einmal mit ihm reden. Als sie den Raum verlässt und kurz darauf das Schließen der Sterbezimmertür zu vernehmen ist, bricht Leo Morgenstern in ein lautes Schluchzen aus. Wieder legt er sich die Hand über die Augen, ich sehe seinen schmerzverzerrten Mund, seine zuckenden Schultern. In diesem Moment weiß ich, dass ich nicht länger bleiben werde.

Als Erika ein paar Minuten später zurückkommt, warte ich nur noch auf den richtigen Augenblick. Herr Lorenz sei vollkommen entschlossen, heute zu gehen, sagt sie. Ob sie denn jemand ins Sterbezimmer begleiten wolle. Leo Morgenstern schüttelt den Kopf, ohne seine Hand von den Augen zu nehmen. Bruno Lorenz und Wanda Rössner schweigen. Erika schaut mich an. Ich weiß, dass sie einen Zeugen braucht. Ich gehe zu ihr, stelle mich dicht neben sie und flüstere, es tue mir leid, aber ich müsse jetzt gehen. Leise antwortet sie, sie könne mich verstehen. Dass sie am liebsten mit mir tauschen würde. Ob ich mich noch kurz von Herrn Lorenz verabschieden wolle. Ich nicke. Ohne eine weitere Erklärung gebe ich Leo Morgenstern, Bruno Lorenz und Wanda Rössner die Hand und gehe aus der Küche.

Gabriel Lorenz sitzt jetzt in dem anderen Sessel. Er lächelt, während ich mich setze. Ich sage ihm, dass ich nicht »dabei« bleiben werde. »Nein?«, fragt er. Nein, antworte ich und sage, dass ich die Situation nicht ertragen könne. Ob nicht doch noch eine Zeit warten wolle. Gabriel Lorenz ist jetzt vollkommen gefasst. Freundlich und bestimmt erklärt er mir, dass es keinen Sinn mache zu warten. Dass er ganz und gar entschlossen sei. Er schaut mich an. In seinem Blick liegt jetzt nichts Trauriges mehr: Sein Gesicht strahlt eine klare, geradezu gut gelaunte Entschlossenheit aus. Langsam stehe ich auf. Reiche ihm die Hand. Was soll ich sagen? Unwillkürlich rutscht mir ein »Auf Wiedersehen« heraus.

Wie Erika Hobel mir am nächsten Tag am Telefon erzählte, ist Gabriel Lorenz im Beisein seiner Cousine und seines Bruders ganz leicht und leise eingeschlafen und kurze Zeit später gestorben.

Dank

Die Organisation *Exit* hat mir tiefen Einblick in ihre Arbeit gewährt. Elisabeth Zillig, Hans Muralt, Andreas Blum und insbesondere den Freitodbegleitern und Freitodbegleiterinnen bin ich für ihre Zeit, ihre Offenheit und ihr Vertrauen ausgesprochen dankbar.

Volker Gerhardt danke ich für ergiebige, spannende Gespräche und wichtige Denkanstöße.

Eine Vielzahl der Interviews, die in diesem Buch Erwähnung finden, habe ich gemeinsam mit Jörg Metelmann im Rahmen eines Features für den Deutschlandfunk geführt. Für die Zusammenarbeit gilt ihm mein herzlichster Dank.

Meine Freunde Anne Wiltafsky, Leo Groß, Otto und Juri haben mich während meiner Zürichaufenthalte beherbergt.

Florian Werner hat die Arbeit an diesem Buch von Beginn an begleitet. Ich danke ihm für seine Unterstützung, sein Interesse und seine Liebe.